W0268367

In die „Sammlung von Monographien aus dem Gesamtgebiete der Neurologie und Psychiatrie" sollen Arbeiten aufgenommen werden, die Einzelgegenstände aus dem Gesamtgebiete der Neurologie und Psychiatrie in monographischer Weise behandeln. Jede Arbeit bildet ein in sich abgeschlossenes Ganzes.

Das Bedürfnis ergab sich einerseits aus der Tatsache, daß die Redaktion der Zeitschrift für die gesamte Neurologie und Psychiatrie wiederholt genötigt war, Arbeiten zurückzuweisen nur aus dem Grunde, weil sie nach Umfang oder Art der Darstellung nicht mehr in den Rahmen einer Zeitschrift paßten. Wenn diese Arbeiten der Zeitschrift überhaupt angeboten wurden, so beweist der Umstand andererseits, daß für viele Autoren ein Bedürfnis vorliegt, solche Monographien nicht ganz isoliert erscheinen zu lassen. Es stimmt das mit der buchhändlerischen Erfahrung, daß die Verbreitung von Monographien durch die Aufnahme in eine Sammlung eine größere wird.

Die Sammlung wird den Abonnenten der „Zeitschrift für die gesamte Neurologie und Psychiatrie" zu einem um ca. 20 % ermäßigten Vorzugspreise geliefert.

Angebote und Manuskriptsendungen sind an einen der Herausgeber, Professor Dr. M. Lewandowsky, Berlin W 62, Lutherstraße 21 oder Professor Dr. R. Wilmanns, Heidelberg, Bergstraße 55, erbeten.

Die Honorierung der Monographien erfolgt nach bestimmten, zwischen Herausgebern und Verlag genau festgelegten Grundsätzen und variiert nur nach Höhe der Auflage.

Abbildungen und Tafeln werden in entgegenkommender Weise ohne irgendwelche Unkosten für die Herren Autoren wiedergegeben.

MONOGRAPHIEN AUS DEM GESAMTGEBIETE DER NEUROLOGIE UND
PSYCHIATRIE
HERAUSGEGEBEN VON
M. LEWANDOWSKY-BERLIN UND **K. WILMANNS**-HEIDELBERG
HEFT 14

STUDIEN ÜBER DEN HIRNPROLAPS

MIT BESONDERER BERÜCKSICHTIGUNG DER LOKALEN POSTTRAUMATISCHEN HIRNSCHWELLUNG NACH SCHÄDELVERLETZUNGEN

VON

Dr. HEINZ SCHROTTENBACH
ASSISTENT AN DER K. K. UNIVERSITÄTSNERVENKLINIK IN GRAZ
(VORSTAND: PROF. DR. FRITZ HARTMANN)

MIT ABBILDUNGEN AUF 19 TAFELN

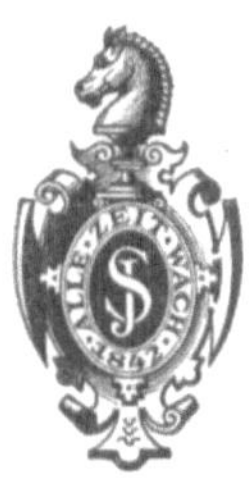

Springer-Verlag Berlin Heidelberg GmbH

1917

© Springer-Verlag Berlin Heidelberg 1917
Ursprünglich erschienen bei Julius Springer in Berlin 1917

ISBN 978-3-662-34208-4   ISBN 978-3-662-34479-8 (eBook)
DOI 10.1007/978-3-662-34479-8

Vorwort.

Im gegenwärtigen Kriege sind infolge der Eigenart der Kampfmittel und der Kampfweise die Schädelschüsse so häufig, daß bei den Armeen bereits besondere Schutzhelme zur Einführung gekommen sind. Insbesondere kommen auch infolge der Rasanz der modernen Feuerwaffen die Tangentialschüsse des Schädels mit breiter Eröffnung des Knochens öfter vor als in früheren Kriegen. Obwohl die moderne Chirurgie große Fortschritte in der operativen Behandlung von Schußverletzungen des Schädels aufweist, so bieten ihr doch häufig Komplikationen derselben große Schwierigkeiten. Von diesen Komplikationen ist der sogenannte P r o l a p s des Gehirnes wegen der damit häufig auftretenden Entzündung, Abszedierung oder Nekrose der prolabierten Masse gefürchtet.

U n t e r H i r n v o r f a l l w i r d d e r z e i t d e r A u s t r i t t z u s a m m e n - h ä n g e n d e r H i r n m a s s e n d u r c h e i n e L ü c k e d e r W e i c h t e i l e d e s S c h ä d e l s u n d d e r D u r a v e r s t a n d e n.

Obwohl dieser Prozeß häufig und genau beobachtet ist, sind die Anschauungen über seine Pathogenese noch vielfach verschieden und unklar, so daß ein Beitrag zur Klärung der in dieser Hinsicht schwebenden Fragen gerade in der jetzigen Zeit nicht unangebracht erscheint.

Im Anfange des Krieges stand mir relativ reichliches Material von Schädelschüssen infolge direkten Abtransportes der Verwundeten von der Front ins Hinterland zur Verfügung. Hierbei kamen auch einige Hirnprolapse zur Beobachtung. Die chirurgische Behandlung solcher bot wie immer, so auch hier Schwierigkeiten.

Es ergab sich die Frage, ob die Gewebsstruktur der Prolapse einen Hinweis darauf ergebe, welche Richtung die chirurgische Behandlung einzuschlagen habe; wird doch von einigen Chirurgen die konservative Behandlung, von anderen die radikale Abtragung des Hirnvorfalles bevorzugt.

Das Studium der feineren morphologischen Verhältnisse des aus der Schädelduralücke prolabierten Gewebes erschien weiterhin auch deshalb interessant, weil genaue histologische Untersuchungen über dieses Thema sich in der Literatur nicht vorfinden.

Naturgemäß mußte das zur Untersuchung kommende Material durch äußere Umstände beschränkt sein, besonders auch durch die Indikationsstellung zur Abtragung oder Exzision der Hirnprolapse in vivo. Immerhin konnte ein verhältnismäßig reichhaltiges Material der histologischen Untersuchung zugeführt werden.

Inhaltsverzeichnis.

I. Einleitung.

a) Bisherige Anschauungen über den Hirnvorfall.

Bruns (1) beschreibt in seiner „Praktischen Chirurgie" 1854 eingehend die Entstehung und den Verlauf des Hirnvorfalles; er schätzt dessen Mortalität auf zwei Drittel der Fälle ein, hebt jedoch ausdrücklich hervor, daß die Kranken nicht an den Folgen des Prolapses selbst starben, sondern vielmehr infolge des in der Schädelhöhle vor sich gehenden „exsudativen Prozesses". Bruns legt also ein Hauptgewicht auf beim Prolaps ablaufende exsudative, id est entzündliche Vorgänge, ohne allerdings genauer auf den Ort, wo sich dieselben beim Hirnvorfall abspielen, einzugehen.

Demme (2) sah im italienischen Feldzug 1859 21 Fälle von Hirnvorfall, von denen 5 als chirurgisch geheilt bezeichnet werden.

Pirogoff (3) meinte später (1864) von den Hirnprolapsen Demmes, daß sie zum größten Teil dessen großer Vielgeschäftigkeit bei der Behandlung von Schädelschüssen zuzuschreiben seien; die geheilten Fälle seien nur „einigermaßen gerettet", da sie „das Senken des Kopfes, Schlafanwandlungen, Müdigkeit, Abnahme des Gedächtnisses und Störungen der Sprache zurückbehalten hätten". Nach dem heutigen Stande unserer Kenntnisse dürfen wir diese Restbefunde wohl auf lokale oder allgemeine Schädigungen des Großhirnes selbst zurückführen und nicht wie Pirogoff als direkte Folgen des abgeheilten Prolapses ansehen.

Pirogoff selbst erwähnt in seiner Arbeit im ganzen 5 selbstbeobachtete Fälle von Hirnvorfall, welche sämtlich mit dem Tode endeten; er führt diese ungünstigen Ausgänge einerseits auf die Größe der Prolapse (hühnereigroß), andererseits auf die stets auftretende Anlage zur Gangräneszenz zurück.

Podratzki (4) bestätigt ebenfalls die schlechte Prognose des Hirnvorfalles und glaubt, daß nur in höchst seltenen Fällen eine Heilung desselben erfolge. Über die Entstehungsursachen desselben verbreiten sich die drei letztgenannten Verfasser nicht.

Mack (5) berichtet im Gegensatz über mehrere geheilte Fälle von Hirnprolaps.

Alcock Nixon (6) verlor einen Patienten mit Hirnprolaps infolge einer plötzlich auftretenden profusen Blutung aus einem arrodierten Gefäß. Er zieht aus diesem Vorkommnis keine weiteren Schlüsse.

Bergmann (7) vertritt die Meinung, daß die Wegnahme großer Stücke des Schädels und der Dura leicht und oft von der schnellen Entwicklung eines tödlichen Hirnödems gefolgt sei. Er begründet diese Ansicht damit, daß die teilweise Wegnahme des Knochengehäuses eine Hyperämie der unter der Öffnung liegenden Hirnpartie erzeuge und zwar als Folge der Befreiung des Gehirnes von dem regelmäßigen und gewohnten Drucke, der sonst auf ihm laste. Nach der Befreiung von dem sonst auf ihnen lastenden Druck sollen sich zunächst vorzugsweise die Venen ausdehnen und eine unmittelbare Folge der dann auftretenden Hyperämie sei dann das (lokale und allgemeine) Hirnödem.

Denker (8) meint nach Beobachtung eines Falles von operiertem Abszeß im Stirnhirn mit folgendem Hirnvorfall, daß die „tiefe Lage der Trepanationsöffnung" die Gefahr eines Prolapses vergrößere; er denkt also offenbar an ein einfach mechanisch begründetes „Heraushängen" des Gehirnes aus einer tiefliegenden Schädellücke.

Knapp (9) berichtet über einen Fall von operiertem Schläfenlappenabszeß, bei welchem sich 3 Tage nach der Operation ein gänseeigroßer Hirnprolaps ausbildete. Gegen Ende des 2. Monates nach der Operation verkleinerte sich die „vorgetriebene Hirnmasse" allmählich und ganz stetig und war im Verlauf von weiteren 6 Wochen im Schädel verschwunden. Der Verfasser sucht weder für das Auftreten noch für die Rückbildung des Prolapses eine Erklärung zu finden.

Bockelmann (10) hat einen Hirnprolaps bei einem 6jährigen Knaben nach komplizierter Schädelfraktur gesehen. Er hat beobachtet, daß bei heftigem Schreien des Patienten der Hirnvorfall sich jedesmal während der forcierten Exspiration mehr und mehr „vordrängte", bei der Inspiration aber nicht in gleichem Maße wieder zurückging.

Bockelmann meint, daß die infolge augenblicklich erhöhten intrakraniellen Druckes einmal vorgedrängte Hirnpartie dadurch, daß ihre Basis größer gewesen sei als die Knochenlücke, durch den Knochenrand jedesmal nach dem Vordringen „eingeklemmt und am Zurücktreten gehindert wurde". Der Verfasser äußert sich nicht darüber, ob der Prolaps dauernd immer mehr vergrößert wurde oder ob er einige Zeit nach den beschriebenen Vorgängen sich wieder auf die frühere Größe rückbildete; das letztere ist wohl aus verschiedenen Gründen das Wahrscheinlichere.

Eine ähnliche Beobachtung bringt Diller (11); er sah, wie sich bei einem Patienten mit Tumor cerebri und Hydrocephalus im Verlaufe der Operation während eines Hustenanfalles ein Hirnvorfall bildete, der zurückging, sobald das Husten aufhörte.

Solche und ähnliche Beobachtungen stehen im völligen Einklang mit den Tatsachen, welche Canestrini (150) an der offenen Fontanelle des neugeborenen Kindes und ich selbst und zahlreiche andere Untersucher an Erwachsenen mit hautbedeckten Schädellücken feststellen konnten; hier wie dort wölbt sich das Gehirn bei forcierter Exspiration, besonders beim Schreien, aber auch (beim Erwachsenen) beim Lautsprechen deutlich vor. Diese Erscheinung wurde mittels Luftübertragung auf eine Mareysche Trommel auch graphisch dargestellt. Es konnte jedoch stets festgestellt werden, daß das vorgewölbte Gehirn sofort oder kurze Zeit nach dem Aufhören des Schreiens, Sprechens usw. wieder in seine frühere Lage zurückkehrte. Eine längerdauernde Vorwölbung konnte niemals beobachtet werden, trotzdem dieselbe oft im Augenblicke eine verhältnismäßig beträchtliche Größe erreichte und besonders bei Schädellückenmenschen

Gelegenheit zur „Einklemmung" gewiß vorhanden gewesen wäre. Die Vorwölbung nicht von Knochen bedeckter Hirnpartien bei forcierter Exspiration erfolgt eben nur infolge des augenblicklich erhöhten intrakraniellen Druckes; sollte sich wirklich infolge Abschnürung durch den Knochenrand eine momentane Stauung in der vorgetriebenen Hirnpartie ausbilden, so ist reichlich Gelegenheit zum raschen Abfluß der Stauungsflüssigkeit sowohl durch die Blutgefäße und Lymphwege als auch — bei freiliegendem Gehirn — nach außen gegeben.

Müller (12) berichtet über einen Fall von Otitis media chronica, bei welchem wegen Verdachtes auf Hirnabszeß zunächst über dem Schläfenlappen, 3 Tage später über dem Kleinhirn trepaniert wurde, ohne daß ein Abszeß gefunden worden wäre. An beiden Schädellücken bildeten sich mächtige Prolapse, welche sich in der 5. und 6. Woche nach den Operationen unter bindegewebiger Umwandlung und narbiger Schrumpfung oberflächlicher Granulationen allmählich rückbildeten. Müller stellt epikritisch die Diagnose auf Meningitis serosa und schreibt: „Ihren das Leben bedrohenden Charakter verloren die von dem Exsudat ausgehenden Hirndruckerscheinungen mit dem Augenblicke, in welchem durch die Öffnung der Schädelkapsel dem Gehirn die Möglichkeit gegeben war auszuweichen, sich auszudehnen. So konnte unter dem stetigen Ausweichen der Hirnmasse und unter stetiger Zunahme des Prolapses der entzündliche Prozeß und das Exsudat in den Ventrikeln ohne Lebensgefahr für die Kranke seinen Höhepunkt erreichen, worauf dann das Exsudat zur Resorption kam, dessen Ausgangspunkt mit der Radikaloperation am Ohre ja entfernt war."

Der Verfasser führt also das Auftreten der Prolapse einzig auf die Erhöhung des intrakraniellen Druckes infolge einer (post hoc, ergo propter hoc) angenommenen Meningitis serosa zurück. Diese Folgerung zeigt jedoch sowohl in ihren Voraussetzungen als auch in ihrer Durchführung wesentliche Lücken: zunächst würde eine vom Ohre ausgehende Meningitis serosa wohl hauptsächlich zur Flüssigkeitsvermehrung in den Meningealräumen und erst sekundär zu einer solchen in den Ventrikeln führen. Dann wäre aber durch die Eröffnung des Schädels an zwei Stellen mehr als hinreichend Gelegenheit zum Abflusse des Exsudates oder Transsudates, also zum Ausgleich des Hirndruckes, gegeben. Und wenn wirklich ein sekundärer Hydrocephalus internus bestand, so dürfte sich auch dieser infolge der durch die Schädeleröffnung augenblicklich verbesserten Zirkulationsverhältnisse im Schädelinneren rasch zurückbilden und also nicht die Ursache für ein länger dauerndes „Vordrängen der Hirnmasse" durch die Schädellücken sein. Insonderheit kann das „stetige Zunehmen des Prolapses" nach diesen Erwägungen nicht aus einer Drucksteigerung infolge stetiger Zunahme freier Flüssigkeit in der offenen Schädelkapsel erklärt werden, da ja der Grund für eine solche Druckerhöhung mit der gegebenen Möglichkeit des Abflusses wegfällt.

Mignon (13) schnürte einen Hirnprolaps langsam ab, zuerst mit Gaze, dann mit einem Drainrohr, endlich mit Seidenfaden; in der Folge wurde der Prolaps nekrotisiert und stieß sich zum größten Teile ab. Nach Deckung des Defektes mittels Hautperiostlappen trat glatte Heilung ein. Der Verfasser beweist durch dieses therapeutische Verfahren des allmählichen Abtragens eines Hirnvorfalles, daß er denselben nicht als lebensfähige und funktionstüchtige Hirnsubstanz ansieht, sonst wäre ja die Abtragung gleichbedeutend mit der Setzung einer schweren Gehirnverletzung. Die Ansicht, daß ein Prolaps nach Möglichkeit abzutragen sei, teilen übrigens viele Chirurgen und gehen damit implicite von obiger Ansicht aus.

Tillmanns (14) hebt hervor, daß man gewöhnlich den Hirnprolaps nach Schädelbrüchen mit kleinem Substanzverluste finde, mit Vorliebe nach Brüchen, welche nach Schußverletzungen mit Kontusionen des Hirnes herrühren; seltener trete der Hirnbruch im Anschlusse an ausgedehntere Frakturen auf. Eine Erklärung dieser eigentümlichen, jedoch gewiß richtigen Erfahrung wird von Tillmanns nicht gesucht; sie ist aller Wahrscheinlichkeit nach, wie sich später ergeben wird, nicht in der Kontusion des Gehirnes, sondern in der stets vorhandenen Zerfetzung und Zerreißung der unter der Knochenwunde liegenden Hirnpartien infolge der ungleich größeren Wucht von Schußverletzungen gegenüber sonstigen Traumen, zu suchen.

D'Antona (15) betrachtet zwei Ursachen als Hauptgründe des Hirnbruches: Die Entzündung der Meningen und des darunter liegenden Hirns und den erhöhten „inneren Druck des Gehirns". Den entzündlichen Veränderungen schreibt er zu, daß sie durch Stauung, Infiltration und Erweichung die stützende Kraft der weichen Hirnhäute vernichten und so dem durch den inneren Druck vorgedrängten Gehirn ihre Stütze entziehen. Daß diese stützende und zurückhaltende Wirkung nicht sehr groß sein kann, geht wohl daraus hervor, daß bei starker intrakranieller Drucksteigerung schon die Spaltung der Dura ohne Verletzung der weichen Meningen genügt, um sofort ein Vordrängen des Gehirnes durch die Öffnung zu verursachen, welches allerdings meist nicht von Dauer ist; die Rolle der entzündlichen Veränderungen dürfte also eine andere sein, als D'Antona vermutet.

Auf experimentellem Wege ist Schifone (16) den vorliegenden Fragen nähergetreten, indem er die Wirkung großer Resektionen des Schädels und der Hirnhäute an Hunden untersuchte. Er legte bei diesen Tieren eine Schädellücke an und vernähte die Haut sowie den Temporalmuskel darüber.

Es wurde beobachtet, daß bei aseptisch geheilten Tieren, auch wenn die Resektion des Schädels und der Hirnhäute sehr groß war, niemals ein dauernder Hirnprolaps auftrat; dagegen fehlte diese Komplikation niemals bei der eitrigen Infektion der Hirnhäute und des Gehirns.

Aus diesen Ergebnissen zieht Schifone auch für das menschliche Gehirn einen ähnlichen Schluß wie D'Antona, daß nämlich zweierlei Ursachen für den Hirnprolaps unbedingt nötig seien, „mechanische und phlogistische". Den entzündlichen Veränderungen weist er dieselbe Rolle zu, wie D'Antona; es sollen die infiltrierten und erweichten weichen Hirnhäute dadurch nachgiebiger werden und sich hier und da „entmaschen und auch zerreißen". Dadurch trete das Hirn, welches „infiltriert, ödematös und erweicht" sei, ohne weiteres aus. Auch Schifone schätzt also die schützende Kraft der Pia und Arachnoidea sehr hoch ein, ohne hierfür experimentelle Nachweise zu erbringen.

Lebeau (17) gibt an, daß das Gehirn aus einer Schädellücke hervortreten könne und daß unter dem Einfluß einer intrakraniellen Druckerhöhung oder dem des Ödems oder der Entzündung ein Hirnbruch sich ausbilde. Er scheidet also anscheinend zwischen dem augenblicklichen Vortreten des Gehirns aus einer Schädel-Duralücke und dem bleibenden Hirnprolaps und denkt an allmähliche und fließende Umwandlung des ersteren in den letzteren.

Krönlein (18) betont, daß es nur selten gelinge, die Zunahme des Hirnvorfalles durch den Verschluß des weitgeöffneten Schädeltores und durch Druckverband zu verhindern. Diese übrigens allen Hirnchirurgen bekannte Tatsache drängt gebieterisch nach einer Erklärung. Wäre es, wie von vielen angenommen, wirklich nur der gesteigerte intrakranielle Druck, welcher zum Hirnprolaps führt, so müßte ein genügend starker, ihm entgegengesetzter Außendruck imstande sein, ein „Vordrängen" von Substanz zu verhindern, besonders dann, wenn der Schädeldefekt unmittelbar nach der Operation gedeckt wurde.

In einer Arbeit von Koch-Bergmann (19) über den Hirnprolaps nach Ohroperationen wird dessen Entstehung zu erklären gesucht durch das „kollaterale Ödem"; dasselbe entwickle sich nach v. Bergmann dann vorzugsweise, wenn die Abszeßhöhle nicht vollständig entleert sei, wenn ein zweiter nicht entdeckter Abszeß vorliege oder wenn Erweichungsherde in der Umgebung bestehen. Diese Erklärung wird für den während oder bald nach der Operation entstehenden Hirnprolaps gegeben.

Wenn es dagegen erst spät während der Nachbehandlung zu einem Prolaps komme, so müsse der Grund dafür nach v. Bergmann in dem Fortbestehen eines gesteigerten intrakraniellen Druckes gesucht werden; derselbe resultiere hier zunächst aus einer fortschreitenden Enzephalitis oder Meningitis serosa (Hydrocephalus).

Auch hier also wird das Hauptgewicht bei den sogenannten Spätprolapsen auf den gesteigerten intrakraniellen Druck gelegt; für den sofortigen Hirnvorfall werden ödematöse Vorgänge in unmittelbarer Umgebung des Abszesses und damit der Schädellücke als Ursache angesehen. Insbesondere die Entstehung der Spätprolapse wird als rein passiver Vorgang der Herausdrängung aufgefaßt.

Eine sehr ausführliche Abhandlung über den Hirnprolaps vom Standpunkt des Otorhinologen gibt Reinking (20). Seine Kasuistik erstreckt sich über 122 eigene und fremde Fälle.

Nach ihm kommt ein Hirnvorfall zustande, wenn zwei Bedingungen zutreffen; erstens das Vorhandensein einer Pforte, durch die das Gehirn nach außen treten kann, und zweitens eine Erhöhung des intrakraniellen Druckes. Auch Reinking betont die wichtige Rolle, welche einer „Infektion des Schädelinneren" beim Zustandekommen „echter" Hirnprolapse zukomme; er faßt ihr Entstehen so auf, daß durch die „entzündliche Exsudation" eine Drucksteigerung im Endokranium erzeugt werde und legt das Hauptgewicht auf Abszesse, welche durch die Infektion entstehen und drucksteigernd wirken. Außerdem können auch eitrige sowie seröse Meningitis, endlich auch nicht abszedierende Enzephalitis Veranlassung zum Prolaps geben. Auch in solchen Fällen sei es die Drucksteigerung, welche im Gefolge all dieser Erkrankungszustände entstehe, die zum Hirnvorfall Veranlassung gebe. Reinking unterscheidet scharf zwischen den sofort bei der Operation entstehenden und den Tage oder auch Wochen nach der Spaltung der Dura auftretenden Prolapsen. Die ersteren werden als primäre, direkte oder Frühprolapse, die letzteren als sekundäre, indirekte oder Spätprolapse bezeichnet. Das so häufig zu beobachtende fortschreitende Wachstum der Hirnbrüche kann nach Reinking aus dreierlei Ursachen entstehen: durch weitere Steigerung des Hirndruckes und dadurch Austritt neuen Hirngewebes, durch Stauung und Ödem, endlich durch Infektion des Prolapses, welche ihrerseits zum entzündlichen Ödem führe. So wird die Tatsache erklärt, daß auch bei sehr großen Prolapsen der eigentliche Hirndefekt meist in keinem Verhältnis dazu stehe, sondern viel kleiner sei, als vermutet werden mußte.

Im Inneren des Hirnvorfalles werden sekundäre Veränderungen beschrieben: Zugrundegehen der Ganglienzellen und Nervenfasern besonders in den peripheren Partien, Wucherung des Bindegewebes, das die Gefäße begleitet und der Glia, weiterhin Schrumpfung der gewucherten Stützsubstanzen.

Ein Hirnbruch könne sich verkleinern und spontan abheilen dadurch, daß entweder zugleich mit der Zirkulationsstörung auch das Ödem zurückgehe oder durch das Auftreten narbiger Veränderungen im Inneren, oder endlich dadurch, daß sich die Granulationsdecke in eine schrumpfende „dicke narbige Haut" umwandle, welche allmählich das unter ihr liegende Gewebe in den Schädelraum zurückdränge.

Der Verfasser erwähnt als beachtenswert die Tatsache, daß mit dem Wachsen des Hirnvorfalles sich fast stets auch das Allgemeinbefinden des Kranken verschlechtere, mit seiner Verkleinerung auch eine Besserung im ganzen Zustande eintrete.

Ein gleichzeitiges Vorkommen von Prolaps und Stauungspapille werde nicht stets beobachtet; seien jedoch beide vorhanden, so sei ein Parallelismus zwischen ihnen nicht zu verkennen; trete Besserung des einen Symptomes ein, so künde dies den baldigen Rückgang des anderen an.

Am wenigsten regelmäßig sei der Parallelismus zwischen der bei einer Lumbalpunktion gefundenen Druckhöhe und dem Verhalten eines vorhandenen Hirnprolapses. Die Menge des Liquors sei eben nur einer jener Faktoren, welche zu einer Drucksteigerung im Schädelinneren führen können; enzephalitische Prozesse oder Ödem der Hirnsubstanz brauchen nicht mit Notwendigkeit die „Spannung der Zerebrospinalflüssigkeit" zu erhöhen; während sie im Endokranium stark raumbeengend wirken.

Bezüglich der Prognose weist der Verfasser darauf hin, daß das Auftreten eines Hirnprolapses einerseits gefährlich sei, weil eine Meningitis oder aber abundante Blutungen aus eröffneten Piagefäßen auftreten könne; andererseits könne aber die durch den Hirnvorfall bewirkte „Dekompression des Schädelinhaltes" lebensrettend wirken.

Auch in dieser in vieler Hinsicht in der Darstellung mustergültigen Arbeit wird also das Hauptgewicht bei der Entstehung eines Hirnprolapses auf eine intrakranielle Drucksteigerung gelegt und zwar sowohl für primäre als auch für sekundäre Prolapse. Fast sämtliche richtig beobachteten Veränderungen im Hirnbruch selbst werden als Momente aufgefaßt, welche geeignet sind, den Hirndruck weiter zu steigern, während der Prolaps selbst als ein möglicherweise druckentlastender Faktor bewertet wird.

Ein Hauptgewicht wird auf das Ödem, welches stets vorhanden sein soll, gelegt, welches insbesondere als Ursache zur fortschreitenden Vergrößerung der Hirnbrüche aufgefaßt wird.

Chipault (21) erkennt einen primären oder „mechanischen" Hirnbruch überhaupt nicht als solchen an, sondern faßt nur den sekundären als echten

Prolaps auf; derselbe sei Folge einer Entzündung, bedingt durch Infektion jenes Hirnteiles, welcher unter dem Schädeldefekt entblößt liege.

Wie ersichtlich, stimmt diese Ansicht mit den von Schifone im Tierversuch gefundenen Tatsachen überein; auffallend erscheint zunächst, daß dieser französische Autor eine ausschlaggebende Rolle des intrakraniellen Druckes, welcher von den meisten Verfassern als Hauptursache angesehen wird, überhaupt nicht anerkennt.

Auch Krause (22) betont, daß auch bei fehlender Steigerung des Hirndruckes allerdings ausnahmsweise in wenigen Tagen „das Gehirn derart vorquellen" könne, daß die sekundäre Naht Schwierigkeiten bereite; auch bei völliger Asepsis der Wunde und unverletzter Pia könne dies vorkommen, jedoch nur bei größeren Schädellücken; wenn nur eine kleine Öffnung im Schädel und in der Dura vorhanden sei, so müsse auch eine Verletzung der Pia unmittelbar unter dem Loche dazukommen, um zum Hirnvorfall Anlaß zu geben. Der Prolaps selbst besteht nach Krause zum größten Teil aus ödematös durchtränktem und entzündlich infiltriertem Gewebe, nicht aus reiner Hirnsubstanz. Die Abtragung mit dem Messer bringe selten Heilung, weil sich bald nach der Exzision neuerlich ein Hirnvorfall ausbilde.

Eine Erklärung dieser bekannten, jedoch gewiß bemerkenswerten Erscheinungen gibt Krause nicht.

Eine neue Hypothese für das Zustandekommen von Hirnvorfall stellt Reichardt (23) auf. Er geht hierbei von der Tatsache aus, daß sich Prolapse, die sich bei der Operation von Hirntumoren gebildet haben, oft erst in auffallend langer Zeit zurückbilden; diese Beobachtung sucht er durch die Annahme einer Hirnschwellung zu erklären, d. i. nach seinen Beobachtungen „eine besondere Art der Volumvergrößerung des Gehirns, welche keine unmittelbare Folge ist von Hyperämie, Hirnödem (im gewöhnlichen Sinne), Hydrocephalus; welche ferner (soweit krankhafte Intensitätsgrade in Frage kommen) nach bestimmten klinischen Symptomen gefunden worden ist, ohne daß aber histologisch sich bis jetzt eine, die Volumenvergrößerung des Hirns erklärende, charakteristische gewebliche Veränderung hätte feststellen lassen".

Über die Berechtigung, eine solche „Hirnschwellung" als intravitalen Vorgang anzusehen, hat sich eine langwierige Polemik entfaltet, in welcher Rosental (24) als Gegner Reichardts auftritt. Auch die Frage der Entstehung von Hirnprolapsen infolge Hirnschwellung wurde aufgegriffen und von Rosental dahin beantwortet, daß einerseits das Bestehen von Hirnschwellung nach Reichardt selbst nur durch exakte physikalische Methoden (Schädelkapazitätsbestimmung und Hirnwägung) festzustellen sei; weiterhin, daß Reichardt keine kasuistischen Belege dafür erbracht habe, daß irgendwelche besonderen Beziehungen zwischen der Hirnschwellung und Entstehung eines Hirnprolapses vorhanden sind.

Rosental (25) beobachtete einen Fall, in welchem nach einer dekompressiven Trepanation ein Hirnvorfall auftrat und bei der Obduktion weder ein Tumor noch ein Hydrocephalus gefunden wurde; er stellt auch hierfür die Möglichkeit einer Hirnschwellung in Abrede und stellt die etwas gesuchte Hypothese auf, daß die intravitale Hirndrucksteigerung und der Hirnprolaps durch einen Hydrocephalus internus verursacht worden sein könnten; „die vermehrte Gewebsflüssigkeit konnte vielleicht erst nach dem Tode durch die Hirnsubstanz

festgebunden werden und war möglicherweise deshalb bei der Sektion nicht
mehr nachzuweisen".

Im großen und ganzen halten beide Autoren ihre eben festgelegten Standpunkte in weiteren Veröffentlichungen fest. Rosental sucht weiterhin auch
noch in einer angenommenen Erweiterung der intrakraniellen Blutgefäße eine
Erklärung für eine Drucksteigerung und damit für das Auftreten eines Hirnbruches.

Reichardt (26, 27) stellt fernerhin noch ausdrücklich fest, daß ein Hirnödem, das als Ursache eines Hirnvorfalles angenommen wurde, bald nach der
Operation hätte ausfließen müssen und daher nicht Ursache eines dauernden
Prolapses sein könne; „bei wirklicher Vermehrung von Liquorflüssigkeit können
aus der Trepanationsöffnung geradezu enorme Flüssigkeitsmengen abgesondert
werden. Außerdem wird dann der Hirnprolaps entsprechend dem ungehinderten
Abfluß der freien Flüssigkeit sich rasch verkleinern". Auch die Erweiterung
der intrakraniellen Gefäße könne nicht die Ursache eines starken und sich
langsam zurückbildenden Prolapses sein.

Beide Autoren sehen also in letzter Linie eine Erhöhung des intrakraniellen
Druckes als Ursache größerer dauernder Hirnprolapse an; denn auch eine
Hirnschwellung im Sinne Reichardts führt in letzter Linie wieder zu Hirndrucksteigerung und wird von ihm auch als Ursache derselben bei Hirntumoren
angesehen. Etwas verwirrend ist für den Leser der bezüglichen Publikationen
beider Verfasser, daß niemals ein Unterschied zwischen primärem und sekundärem Hirnprolaps gemacht wird; es ist wohl von vornherein einleuchtend,
daß das, was für den einen gesagt wird, nicht ohne weiteres auch auf den anderen
übertragbar erscheint.

Küttner (28) scheidet scharf zwischen primärem Hirnausfluß, welcher
sofort nach der Operation oder Verletzung entsteht und dem meist in der ersten
Woche nach der Verletzung, oft allerdings auch später auftretenden Hirnvorfall oder Prolapsus cerebri. Über die Entstehungsursache sagt er: „Alle diese
Erfahrungen zeigen, daß ein Prolaps des, sei es durch ein akzidentelles Trauma,
sei es durch Operation bloßgelegten Gehirnes, nur dann eintritt, wenn der
intrakranielle Druck eine abnorme Höhe erreicht hat." Die Ursache
der Drucksteigerung könne eine verschiedene sein, bei den akzidentellen Traumen
seien es meist „die infektiösen Prozesse der Meningitis und Enzephalitis mit ihren Folgen, den Exsudaten in den Meningen und
Hirnventrikeln, den Abszessen in der Hirnsubstanz, welche diese
abnorme Steigerung des Druckes in der Schädelhöhle bedingen und das Gehirn
zur Duralücke hinausdrängen". Küttner erwähnt ferner im Gegensatz zum
echten Hirnprolaps das Vorkommen von „hämorrhagischen Granulomen",
welche zuweilen aus einer Quetschwunde der Hirnrinde meist bei Gegenwart
von Fremdkörpern durch die Schädellücke, nach außen wuchern; sie erweisen
sich nach ihm bei der genaueren Untersuchung nicht als aus Hirnsubstanz,
sondern aus Granulationsgewebe bestehend.

Von Wichtigkeit erscheint ein von Ballaban (29) beobachteter Fall
und die Folgerungen, welche daran geknüpft wurden: Bei einem 12 jährigen,
schwer tuberkulösen Kinde entwickelte sich im Gefolge eines kalten Abszesses
am Orbitalrande ein Stirnlappenabszeß; trotz fehlender Stauungspapille wurde
auf Grund der übrigen Symptome trepaniert, der Abszeß gefunden und entleert.

6 Tage nach der Operation entwickelte sich Neuritis optica und ein Hirnprolaps, während die Eiterung aus der Abszeßhöhle aufhörte. Allmählich bildeten sich die Optikusneuritis sowohl wie auch der Hirnprolaps zurück und es trat schließlich vollkommene Heilung ein.

Zur Erklärung dieser bemerkenswerten Beobachtung verweist der Verfasser auf die Arbeiten Elschnigs über die Entstehung der Stauungspapille; als besonders wichtig erscheint ihm das Auftreten derselben in der postoperativen Phase, in welcher nach breiter Öffnung des Schädels, der Dura und der Abszeßhöhle sowie nach Aufhören der Eiterung aus derselben die Ursachen für eine intrakranielle Drucksteigerung ja wegfallen, ferner der Parallelismus zwischen Neuritis optica und Hirnprolaps und endlich die spontane Heilung der letzteren.

Eschweiler und Cords (30) empfehlen nach ihren Erfahrungen im gegenwärtigen Kriege bei operationsbedürftigen Schädelschüssen die Trepanationsöffnung eher größer als kleiner anzulegen; aus den kleineren dringe das (entzündete) Hirn pilzförmig vor, bei größeren sei der Prolaps flacher und bilde sich leichter zurück.

Die Verfasser vertreten nach ihrer Klammerbemerkung also offenbar die Ansicht, daß einer entzündlichen Veränderung des Gehirns eine wesentliche Rolle beim Zustandekommen von traumatischen Hirnprolapsen zukomme.

Blegvad (31) gibt auf Grund von Tierversuchen an, daß ein Hirnvorfall immer entstehe, wenn die Dura mater der Trepanationsöffnung entfernt ist, auch wenn keine Infektion stattgefunden habe. Die Ursache sei ödematöse Schwellung der oberflächlichen Teile des Gehirns und infolgedessen eine Verdrängung und Verschiebung des Gehirns gegen und durch die Öffnung. Der Prolaps könne eine beträchtliche Größe erreichen, habe aber die Tendenz sich spontan zurückzubilden. Wenn aber die Oberfläche des Gehirns einer Reizung ausgesetzt sei, so entstehe Enzephalitis und der Prolaps werde viel größer, ja er könne unter Umständen größer als eine Hemisphäre werden. Zum Zustandekommen einer solchen Reizung genüge schon das Auflegen von Verbandstoffen, ferner therapeutische Versuche, wie besonders die Kauterisierung; eine bakterielle Infektion habe natürlich dieselbe Wirkung.

Der Verfasser empfiehlt möglichste Vermeidung von Reizen am bloßgelegten Gehirn, auch der bloßen Berührung; als Schutzdecke verwendet er im Tierversuch Kapseln aus Aluminiumbronze.

Auch hier fehlt zur völligen Klarstellung der theoretischen Auffassung Blegvads die Unterscheidung zwischen primärem und sekundärem Hirnprolaps. Daß ein lokales Hirnödem infolge der durch die Schädel-Duralücke gegebenen raschen Abflußmöglichkeit nicht Ursache eines dauernden Hirnbruches sein kann, erscheint nach den Ausführungen Reichardts wohl wahrscheinlich. Blegvad äußert sich nicht darüber, in welcher Zeit sich seine experimentellen Hirnprolapse rückgebildet haben; jedoch läßt der Ausdruck „Tendenz zur Rückbildung" wohl auf ein längerdauerndes Bestehen derselben schließen.

O. Mayer (32) schreibt allgemein über den Hirnprolaps, daß die durch eine Durapforte vorgedrängte Hirnmasse einerseits durch Stauung wachse, da die dünnwandigen Venen an der Pforte komprimiert werden, während die Arterien durchgängig bleiben; zweitens trage die Entzündung zur Vergrößerung bei. Indem weiter die ausgetretene Hirnmasse mit der Außenseite der Dura verwachse, konsolidiere sich der Zustand und die Folge sei der persistente Hirnprolaps. Weiterhin sei durch histologische Untersuchungen nachgewiesen worden, „daß in der prolabierten Gehirnmasse die spezifischen Elemente fast vollständig durch Stauung und Entzündung zugrunde gehen".

Der Verfasser steht also ebenfalls auf dem Standpunkte, daß der Prolaps durch ein „Herausdrängen" des Gehirns infolge gesteigerten intrakraniellen Druckes entstehe, ohne auf eine Unterscheidung primärer und sekundärer Prolapse einzugehen. Die entzündlichen Veränderungen im Prolaps selbst betrachtet er als sekundär.

Anmerkung bei der Korrektur. Neuestens stellt Borchard (Hirnausfluß und Hirnprolaps, Neue deutsche Chir. Bd. 18, III.) den Grundsatz auf, daß sowohl der primäre als auch der sekundäre Hirnprolaps ausschließlich intrakranieller Drucksteigerung seine Entstehung verdanke und zum größten Teil aus wirklich vorgefallener Hirnsubstanz bestehe. Er lehnt die Anschauung Regulskis (Deutsche Zeitschr. f. Chir. Bd. 43) entschieden ab, welcher mit Vorbehalt der Erbringung anatomischer Befunde der Vermutung Ausdruck gibt, daß der sogenannte Hirnprolaps im wesentlichen aus Granulationen im weitesten Sinne des Wortes bestehe.

b) Ergebnis der Literaturübersicht.

Aus dieser Übersicht über die mir zur Verfügung stehende Literatur ist ohne weiteres ersichtlich, daß die Auffassungen der Autoren über das Zustandekommen und das Wesen des sogenannten Hirnprolapses recht verschiedene sind.

Eine überwiegende Mehrzahl von Arbeiten bezieht sich in letzter Linie auf eine angenommene intrakranielle Drucksteigerung (Denker, Knapp, Müller, D'Antona, Schifone, Lebeau, v. Bergmann, Reinking, Reichardt, Rosental, Küttner, Blegvad, O. Mayer, Borchard) und faßt den pathophysiologischen Vorgang dahin auf, daß das Gehirn durch die Schädelduralücke einfach hinausgetrieben werde.

Zur Erklärung der nach einer schädeleröffnenden (also „druckentlastenden") Operation fortbestehenden Hirndrucksteigerung werden zahlreiche, wesentlich voneinander verschiedene Erklärungsversuche beigebracht. Hauptsächlich sind es entzündliche und exsudative Prozesse, welche zu einer fortdauernden Druckerhöhung und damit zur Verdrängung von Hirnsubstanz aus dem Schädelkavum führen sollen. Solche entzündliche Veränderungen werden von einigen ganz allgemein angeschuldigt (Bruns, Lebeau, Reinking), ohne näher darauf einzugehen, an welchen Teilen des Schädelinhaltes sie sich abspielen sollen; nur einzelne Autoren sprechen mit Bestimmtheit von einer Entzündung jenes Hirnteiles, welcher unter der Schädelduralücke liegt (Chipault, Eschweiler und Cords).

Weiterhin führen Andere meningitische Veränderungen als eine Haupt- oder Teilursache für das Auftreten eines Hirnvorfalles an, teils in Form von Meningitis serosa als allgemein drucksteigernden Faktor (Müller, v. Bergmann), teils als Ursache dafür, daß die entzündeten (weichen) Hirnhäute ihre „stützende Kraft" verlieren und so dem „Austreten des Gehirnes" keinen Widerstand mehr entgegensetzen sollen (D'Antona, Schifone).

Der Annahme einer Meningitis serosa als drucksteigerndes Moment steht jene nahe, welche einen angenommenen Hydrocephalus internus als Erklärung für eine nach Trepanation fortdauernde Hirndrucksteigerung heranzieht (v. Bergmann, Rosental). Hyperämische und ödematöse Vorgänge im Gehirn selbst sind ebenfalls zur Erklärung herangezogen worden (v. Bergmann, Schifone, Blegvad), und Rosental geht soweit, daß er eine allgemeine Drucksteigerung im Endokranium aus einer Erweiterung der intrakraniellen Blutgefäße ableiten will.

Endlich wäre noch die Ansicht Reichardts, daß eine (von ihm angenommene) Hirnschwellung in seinem Sinne zur intrakraniellen Drucksteigerung und damit zur Verdrängung des Gehirnes durch die Schädellücke führe, zu nennen.

Die anatomischen Verhältnisse im Hirnprolaps selbst haben verhältnismäßig wenig Berücksichtigung gefunden, wohl mit aus dem Grund, weil Abtragung des Prolapses von chirurgischer Seite vielfach widerraten wurde und deshalb Material für histopathologische Untersuchungen schwer zu erhalten war. Einzelne Autoren sprechen von entzündlichen und degenerativen Prozessen im Prolaps selbst (Reinking, Chipault, Krause), ohne daß dieser Anschauung genügend eingehende histopathologische Untersuchungen zugrunde gelegt wären.

II. Betrachtung der physikalischen Verhältnisse beim primären und sekundären Hirnvorfall und dessen Beziehungen zum Schädelinnendruck.

Viel Verwirrung hat der Umstand in die Lehre vom Hirnprolaps gebracht, daß nur in einzelnen Arbeiten streng zwischen primärem und sekundärem Hirnvorfall unterschieden ist. Erscheint es doch ohne weiteres klar, daß andere pathogenetische Bedingungen vorliegen müssen in dem Augenblicke, wenn der Schädel und die Dura über einem unter hohem Drucke stehenden Gehirn eröffnet werden, oder aber Tage und Wochen nach einem solchen als „druckentlastend" bezeichneten Eingriffe.

Im ersteren Falle darf das Gehirn von rein hydrostatischem Gesichtspunkte aus etwa verglichen werden mit einem schwammartigen Körper, welcher mit Wasser vollgesogen in ein allseitig geschlossenes Gefäß eingeschlossen wird, in welchem nun ein Druck erzeugt wird, der höher ist als der Atmosphärendruck und zwar so, daß ein Abfließen des Wassers behindert ist. Wird nun das einschließende Gefäß an einer umschriebenen Stelle geöffnet, so wird zunächst die eingeschlossene Substanz und zwar feste und flüssige nach der Stelle des geringsten Widerstandes hin ausweichen, das heißt, es wird feste Substanz durch die Öffnung vorgedrängt werden und zugleich Flüssigkeit durch dieselbe abfließen so lange, bis der Druck im Gefäßinnern gleich ist dem Atmosphärendruck.

In welchem Verhältnis feste und flüssige Substanz verdrängt werden, das heißt, ob mehr von dieser oder von jener aus der Öffnung vordringen, das wird einerseits von der höheren oder geringeren Elastizität der festen Substanz und andererseits von leichterer oder schwererer Bewegungsmöglichkeit der Flüssigkeit in den Maschen derselben abhänge. Ist die feste Substanz sehr straff und elastisch, so wird unter sonst gleichen Verhältnissen mehr Flüssigkeit aus der Öffnung vorquellen als feste Substanz und die letztere wird mehr weniger im Innern des Gefäßes bleiben. Ist dagegen die feste Substanz weich, nachgiebig und dehnbar, nähert sich damit also ihre Konsistenz mehr der der Flüssigkeit, so wird unter sonst gleichen Verhältnissen auch sie in größerer Menge als im vorigen Falle aus der Öffnung ausgetrieben werden.

Je größer die Differenz zwischen dem Druck im Inneren und dem Atmosphärendruck ist, desto mehr feste und flüssige Substanz werden ceteris paribus aus einer Öffnung des Gefäßes verdrängt werden.

Bleibt nun die Öffnung in der Gefäßwand bestehen, ist die eingeschlossene feste Substanz elastisch und kann die Flüssigkeit weiterhin abfließen, so wird sich früher oder später das Bild dahin ändern, daß die feste Substanz der Elastizität zufolge in das Gefäßinnere zurückweicht, während die entsprechende Flüssigkeitsmenge abfließt.

Diese physikalische Erwägung darf nun natürlich nicht ohne weiteres auf das Gehirn übertragen werden. Denn daselbst kommen neben hydrostatischen auch hydrodynamische Einflüsse in ausgedehntem Maße zur Geltung, andererseits ist die im Schädelkavum eingeschlossene im physikalischen Sinne „feste" Substanz fortwährend molekularen Veränderungen infolge der vitalen Vorgänge an den Zellen und der Stützsubstanz unterworfen, welche in ununterbrochener Kette ablaufen. Immerhin trifft jedoch das vorgebrachte Beispiel am ehesten die strukturellen Verhältnisse des Gehirns und seiner weichen Häute und wird bis zu einer gewissen Grenze als Analogon herangezogen werden dürfen.

Tatsächlich ist es nun jedem mit Trepanationen vielbefaßten Chirurgen wohlbekannt, daß ein Gehirn, welches entweder die Dura unter hoher Spannung hält oder nach Eröffnung derselben schwammartig vorgequollen ist, oft schon während oder bald nach der Operation unter reichlicher Absonderung von Flüssigkeit wieder in das frühere Niveau oder sogar unter dasselbe zurückkehrt. So wurde beispielsweise der hier berichtete Fall 4 zunächst trepaniert und die Dura maximal gespannt und nicht pulsierend gefunden; es wurde daraufhin, um nicht eine plötzliche Druckentlastung herbeizuführen, der Hautperiostknochenlappen provisorisch aufgelegt und 5 Tage später in zweiter Zeit zur Operation geschritten; damals zeigte sich das Gehirn zurückgesunken, die Dura schlapp, die positive Druckdifferenz also ausgeglichen. (Der Abfluß der unter erhöhtem Druck stehenden Flüssigkeit konnte hier natürlich nicht durch die Trepanationslücke, sondern mußte durch die nach der Druckentlastung wieder geöffneten Blut- und Lymphbahnen des Gehirnes erfolgt sein.)

Wenn das gewählte Beispiel etwa den physikalischen Verhältnissen beim primären oder Frühprolaps nahekommt, so trifft es jedoch keineswegs für den sekundären oder Spätprolaps zu. Hier dürfen wir den trepanierten Schädel bei eröffneter Dura als ein von vorneherein an einer Stelle offenes Gefäß ansehen, in welchem ein bestimmtes Volumen von fester und flüssiger Substanz sich befindet. Will man nun von theoretischen Gesichtspunkten aus darüber klar werden, unter welchen Umständen es hier zu Druckschwankungen im Gefäßinneren, id est im Schädelkavum, kommen kann und wie dieselben auf die dortselbst befindliche feste und flüssige Materie wirken, so wird die Lehre vom Hirndruck überhaupt nähere Berücksichtigung finden müssen. Weiterhin muß untersucht werden, inwieweit dieselbe Anhaltspunkte für die von den meisten Autoren ausgesprochene Ansicht bietet, daß der Hirnprolaps im allgemeinen, also auch der sekundäre, Folgeerscheinung eines gesteigerten Hirndruckes ist.

a) Übersicht über unsere Kenntnisse von den normalen Druckverhältnissen in der Schädel-Rückgratshöhle.

Bevor auf die Besprechung pathologischer Hirndruckerscheinungen, Ursachen und Folgezustände eingegangen wird, erscheint es angezeigt, die normalen Verhältnisse des Druckes innerhalb der allseits geschlossenen Schädelrückgratshöhle einer kurzen Besprechung zu unterziehen; ferner auch mit Rücksicht auf die Materie der vorliegenden Arbeit, die Änderungen des „Schädelinnendruckes" bei Eröffnung des knöchernen Gehäuses, soweit sie bekannt sind, zu besprechen.

Eingehendste Aufschlüsse in Hinsicht der beregten Fragen verdanken wir einer Arbeit Grasheys (33), welcher an Hand von physikalischen Experimenten, die die hydrostatischen und hydrodynamischen Bedingungen in der Schädelrückgratshöhle auf das genaueste nachahmten, eine wohlfundierte Theorie der in Frage kommenden Druckverhältnisse aufstellen konnte.

Er fand, daß rein hydrostatisch betrachtet, bei geschlossener Schädelrückgratshöhle der Druck im Schädelinnern negativ ist, und zwar am Schädeldach gleich — 13 cm Wasser, von da bis zum Foramen magnum gleichmäßig abnehmend bis Nullwert; vollkommen gleich verhält sich unter gleichen Umständen auch die Spannung der Schädelwände.

Bei oben eröffneter Schädelhöhle sind Druck und Spannung positiv, am Schädeldach gleich Null, von da an bis zum Foramen magnum gleichmäßig zunehmend bis + 13 cm Wasser.

Die Spannung des zerebralen Gefäßsystems ist — wieder von hydrodynamischen Bedingungen abgesehen — bei geschlossener Schädelrückgratshöhle auf allen Querschnitten dieselbe und zwar gleich Null; bei oben eröffneter Schädelhöhle auf allen Gefäßquerschnitten dieselbe und zwar negativ gleich — 13 cm Wasser.

Das Verhalten des Schädelinhaltes zum atmosphärischen Druck endlich wurde dahin festgestellt, daß bei geschlossener Schädelrückgratshöhle der Inhalt des Schädels allen Schwankungen des Atmosphärendruckes unterworfen ist; er steht jedoch nicht unter dem vollen Atmosphärendruck, die Druckdifferenz beträgt am Schädeldach 13 cm Wasser und sinkt von da ab bis zu Foramen magnum gleichmäßig bis Null.

Bei oben eröffnetem Schädel ist der Schädelinhalt allen Schwankungen des Atmosphärendruckes unterworfen und steht außerdem unter einem höheren als dem atmosphärischen Druck; die Druckdifferenz beträgt am Schädeldach Null und steigt von da an gleichmäßig bis zum Foramen magnum bis + 13 cm Wasser.

Unter Rücksichtnahme auf die hydrodynamischen Verhältnisse im Schädelinnern führt Grashey aus:

Der intrakranielle Druck ist abhängig:

1. Von der Weite des peripheren Endes des Gefäßsystems im Schädelinnern, also der Sinus und Venen; denn bei Verengerung der

peripheren Anteile des Gefäßsystems steigt der Gefäßinnendruck und wird auf das umgebende Medium (welches im Experiment als inkompressibel aufgefaßt wird) und damit auf die Schädelwand übertragen.

2. Von der Dehnbarkeit des intrakraniellen Gefäßsystems, weil bei größerer Dehnbarkeit eine größere Komponente des inneren Gefäßdruckes auf das umgebende Medium und damit auf die Schädelwände übertragen wird, als bei geringerer Dehnbarkeit.

3. Vom „zentralen Gefäßdruck", der „Herzkraft"; bei zunehmendem zentralen Gefäßdruck steigt der intrakranielle Druck und umgekehrt.

Weiterhin wies Grashey nach, daß „die geschlossene Schädel-Rückgratshöhle auf die Wellen, welche vom Herzen her gegen sie verlaufen, reflektierend wirke, und zwar gleichnamig reflektierend." Jede positive Welle wird positiv und jede negative negativ reflektiert, jedoch nur ein Teil derselben, nicht die ganze. Dadurch wird bei geschlossener Schädel-Rückgrathöhle:

1. Die Geschwindigkeit der Pulswellen beschleunigt,

2. die arteriellen Wellen indirekt durch den Liquor cerebrospinalis auf die Venen fortgepflanzt und dadurch

3. eine rhythmische, dem Pulse synchrone Kompression der periphersten Teile der Hirnvenen bewirkt, welche durch Auspressung des Blutes befördernd auf die Zirkulation wirkt.

Bei trepaniertem Schädel fallen durch Verschwinden des allseitigen Widerstandes die reflektierende Wirkung der Schädelkapsel und damit die eben angeführten Effekte dieser Reflexion weg.

Die hydrostatischen Verhältnisse in der geschlossenen Schädelrückgratshöhle bieten nach den Untersuchungen Grasheys die denkbar günstigsten Bedingungen zu einem ungestörten in allen Körperstellungen gleichmäßigen Blutkreislauf im Gehirn und Rückenmark. Denn solange die Höhle allseitig geschlossen ist, herrscht bei allen Stellungen des Körpers, auch bei raschestem Lagewechsel, in allen Gefäßquerschnitten dieselbe Spannung im Werte gleich Null. Bei Lagewechsel eines trepanierten Menschen dagegen aus der Horizontalen in die Vertikale erfahren die Hirngefäße sofort und in allen Querschnitten einen von außen wirkenden Druck von + 13 cm Wasser und damit eine Verengerung ihres Lumens.

b) Allgemeine Pathologie des Hirndruckes (Hirndrucktheorien).

Kocher (34) hat den allgemeinen Satz geprägt, daß das klinische Bild des pathologischen Hirndruckes stets auf Veränderungen beruhe, „welche durch Raumbeengung innerhalb der Schädelkapsel wirksam sind", ferner, daß nicht jede Raumbeschränkung innerhalb der Schädelkapsel sofort und ohne weiteres zu Störungen führe, welche sich als Hirndrucksymptome manifestieren.

Bergmann (35) erklärte den endokraniellen Druck als identisch mit der Spannung des Liquor cerebrospinalis. Hirndrucksymptome seien dadurch hervorgerufen, daß sich die Spannung der Cerebrospinalflüssigkeit der Spannung der Blutsäule in den Kapillaren nähere, ja dieselbe erreiche und dadurch die Zirkulation in den Kapillaren zur Stauung und Stockung bringe. Dadurch komme es zu einer Vermehrung des Blutes in der Schädelhöhle, welche die Ernährung des Gehirnes in eben derselben Weise mindern müsse wie die Anämie.

Später modifizierte Bergmann seine Anschauungen etwas und kam zu folgenden Sätzen: Die Hirndrucksymptome seien bewirkt durch verminderte und verlangsamte Durchströmung des Gehirnes mit frischem sauerstoffhaltigem Blute (Adiämorrhysis Geigels) infolge Beengung der Schädelhöhle.

Die Verlangsamung des Kreislaufes durch Stauung und Stockung, welche als Ursache der Hirndrucksymptome anzusehen sei, trete dann ein, wenn der intrakranielle Druck über den Venendruck steige (Experimente von Grashey). Die Hauptrolle hierbei spiele die Druckerhöhung im Liquor, da seine Spannung durch den Widerstand der umgebenden Membranen auf das Äußerste gesteigert werde. Auch die Verschiebung und Verdrängung des Gehirnes gegen und in das Foramen magnum könne Teilursache der Drucksteigerung sein, weil sie den freien Abfluß des Liquors in die Rückgratshöhle hindere, während er bei freier Kommunikation durch alle Kammern und Spalten blitzschnell resorbiert werden könne. Eine Druckfortleitung im Gehirn könne jedoch (nach Kochers Lehre) selbst auch ohne Liquor statthaben.

Die Hirnsubstanz selbst sei bei denjenigen Druckhöhen, welche in der Schädelhöhle wirksam sind, nicht kompressibel. Lokale Hirnkompressionen entstünden durch Komprimierung der Kapillaren.

Bei länger dauerndem Druck lassen nach Bergmann die Blutgefäße bei der trägen Blutbewegung Flüssigkeit durch; es komme dadurch zum Hirnödem, welches den Liquor und damit den Druck vermehre.

Gegenüber dieser Lehre stellte Adamkiewicz (36, 37, 38, 39) eine Reihe von Sätzen auf, welche darin gipfeln, daß

1. der Liquor nie die Ursache von zerebralen Zirkulationsstörungen werden könne, weil er durch den Blutdruck beherrscht werde und er sich daher durch entsprechenden Zu- und Abfluß jederzeit mit den Hirnkapillaren ins Gleichgewicht setze; daß

2. die Nervensubstanz kompressibel sei in dem Sinne einer Kondensation, indem sich die physiologisch wichtigen Gewebsbestandteile einander nähern und Gewebsflüssigkeiten ausgedrückt werden; und endlich

3. daß es Hirndruck als Synonym mit Compressio cerebri nicht gebe, sondern bloß durch mechanische Insulte gegebene Reizung. Der sogenannte Hirndruck, Contusio und Compressio seien einfach Zustände der Reizung und Lähmung der Hirnsubstanz.

Kocher hat auf Grund seiner und Cushings (40, 41) Versuche und Beobachtungen folgende Theorie des Hirndruckes formuliert:

Vermehrter extravaskulärer Druck innerhalb des Schädels hat als erste Wirkung eine Verengerung der Sinus und Hirnvenen zur Folge, welche dazu bestimmt ist Platz zu schaffen für den Raum, welchen ein raumbeengender Prozeß im Schädel beansprucht. Durch diesen Vorgang werde die Zirkulation im Schädelinnern zunächst kaum in nennenswerter Weise geschädigt; denn die Verengerung des Querschnittes habe eine Beschleunigung des Blutstromes zur Folge, welche bewirkt, daß in der Zeiteinheit gleichviel

Blut durch einen bestimmten Querschnitt fließt wie normalerweise. Dieses Stadium des Hirndruckes wird als **Kompensationsstadium** bezeichnet.

Von dem Moment ab, wo die Kompression der Venen stark genug sei, um der durch die Querschnittseinengung bedingten Zirkulationsbeschleunigung ein Hindernis entgegenzusetzen, beginnt eine **Verminderung der in der Zeiteinheit durchströmenden Blutmenge und eine Rückstauung des Blutes von der Stelle zu starken Druckes an.** Diese Periode der Stauung dauert jedoch — im Tierexperiment wenigstens — nicht lange; sie macht bald einer eintretenden **Anämie** Platz, indem die Kompression der Sinus und der periphersten Venenanteile auf die kleinen Venen, das Kapillargebiet und die kleinen Arterien fortschreitet. Dies tritt dann ein, wenn sich der intrakranielle Druck dem „Zuflußdruck in den Arterien", also dem arteriellen Blutdruck nähert.

In diesem Zeitpunkte tritt das **Stadium des manifesten Hirndruckes** ein, und zugleich setzt der „Kampf des Hirndruckes mit dem Blutdruck" ein.

Durch die momentane **vollkommene** Anämie wird nämlich das Vasomotorenzentrum in der Medulla oblongata in einen Reizzustand versetzt; dadurch werden die peripheren Körpergefäße so weit kontrahiert, daß der allgemeine Blutdruck über die Höhe des herrschenden Hirndruckes steigt. Dadurch fließt neuerlich Blut durch die Gefäße des Gehirnes, der Reiz auf das Vasomotorenzentrum klingt ab, der allgemeine Blutdruck sinkt, „und damit beginnt dasselbe Spiel von neuem".

Kocher konnte mit **Cushing** das Auftreten dieser periodischen Durchblutung des Gehirnes im Tierexperiment einwandfrei beobachten und graphisch darstellen. Dadurch erscheint bewiesen, daß es tatsächlich die vasomotorischen **Traube-Hering**schen Wellen sind, welche durch ihr verstärktes Auftreten im Stadium des manifesten Hirndruckes eine wenn auch stark herabgesetzte Versorgung des Gehirnes mit O-haltigem Blute ermöglichen und das Leben eine Zeitlang fristen.

In diesem Stadium des Hirndruckes tritt auch schon eine Schädigung der Atmung ein, indem dieselbe periodisch wird, und sich dem Bilde des **Cheyne-Stokes**schen Atmens mehr weniger nähert; diese Erscheinung kommt dadurch zustande, daß auch das Atemzentrum so wie das übrige Gehirn nur mehr periodisch durchblutet und gereizt wird.

Wird der intrakranielle Druck nun noch stärker, so vermag ihn nur mehr der systolische, nicht mehr der diastolische Blutdruck zu übertreffen. Es erhebt sich die Blutdruckkurve nur mehr in der Systole über die Kurve des Hirndruckes; damit kann auch Blut nur mehr in der ersteren Periode durch die Kapillaren dringen [**Schultén** (42), **Cushing**], „so daß die Adiämorrhysis statt wie bisher mit Eudiämorrhysis nunmehr mit Dysdiämorrhysis abwechselt".

Damit tritt das **Lähmungsstadium** ein, welches durch Hervortreten von Lähmungserscheinungen von seiten des Groß-, Mittel- und Nachhirns (Bewußtseinsverlust, Pupillenerweiterung, Herabsetzung oder Verlust der Lichtreaktion derselben, intermittierend auftretende schnarchende Atmung, Pulsbeschleunigung bei kleinem Puls, Sinken des Blutdruckes) charakterisiert erscheint.

Kocher unterscheidet in seinen theoretischen Auseinandersetzungen scharf zwischen lokalem und allgemeinem Hirndruck; die Symptome bei beiden können sich stark voneinander unterscheiden. Ein lokal wirkender Hirndruck ruft — unter Umständen — nur eine lokale Kompression der Venen hervor, während in benachbarten, nicht so stark gedrückten Hirnpartien noch ungehinderte Blutzirkulation bestehen kann. Dadurch fällt das blutdrucksteigernde Moment (Anämie des Vasomotorenzentrums) weg und es kommt früher und leichter zu rückwärts fortschreitender Kompression der kleinen Venen und Kapillaren in dem betroffenen Hirnteil, „es tritt lokale Anämie ein, welche Lokalsymptome auslöst, die einem Spätstadium des Hirndruckes entsprechen"; ferner abliegende Hirnteile können dagegen noch weniger unter dem Druck leiden und sich daher noch im Stadium der Stauung und damit in dem des erst beginnenden Hirndruckes befinden. Besonders verderblich ist ein lokaler Hirndruck in der Gegend des Nachhirns, der Medulla oblongata, wo bereits ein Druck, der weit unter dem arteriellen Blutdruck liegt, manifeste Hirndruckerscheinungen, ja das Lähmungsstadium von seiten des Blutdruckes, des Pulses und der Respiration im Gefolge hat. Hier spielt das lokale Angepreßtwerden der Medulla an die mehr weniger starren umgebenden Wände mit eine Hauptrolle beim Zustandekommen der schweren Symptome.

Sauerbruch (43) behauptet gegenüber Kocher, daß Hirndrucksymptome nicht immer durch Zirkulationsstörungen zu erklären seien. Oft handle es sich um eine „wirkliche Kompression des Gehirns mit Abplattung der Windungen und direkter Schädigung der Hirnzellen".

Tilmann (44, 45) hebt zunächst hervor, daß der Druck in der Schädelhöhle seiner Ansicht nach keineswegs konstant sei, sondern je nach der Körperlage wechsle. Dieselben Verhältnisse finden sich nach ihm auch beim pathologischen Hirndruck, der übrigens, wie einige seiner Beobachtungen zeigen, nicht bloß gesteigert, sondern auch herabgesetzt sein kann.

Ferner geht er auch auf die Tatsache ein, daß die Größe eines Tumors nicht ohne weiteres maßgebend für die Größe des durch ihn hervorgerufenen Hirndruckes ist. Tilmann neigt dazu, diese eigentümliche, bisher nicht befriedigend geklärte Erscheinung durch die Annahme einer toxischen Komponente beim Zustandekommen des Hirndrucks zu erklären; bei dieser Annahme läge seiner Meinung nach die Möglichkeit einer Hypothese darin, daß man verschiedene Stärke der Intoxikation und verschiedene (individuelle) Resistenz gegen dieselbe annähme.

Hauptmann (46) hat in neuester Zeit über Tierversuche berichtet, welche er gemeinsam mit Trendelenburg unternommen hat, und die eine Modifikation der Fenstermethode von Cushing (l. c.) darstellen.

Er beobachtete im Gegensatz zu Cushing, daß die Atmung, welche bei Erhöhung des Hirndruckes über den Blutdruck sistierte, nicht immer gerade dann wieder eintrat, wenn die Kurve des Blutdruckes gerade die Höhe einer wellenförmigen Erhebung über die Hirndruckkurve erreichte; dies trat bisweilen auch ein während des ansteigenden, bisweilen während des absteigenden Schenkels der Kurve, mitunter sogar auf dem tiefsten Punkte eines Wellentales der Blutdruckkurve. Ferner wurde beobachtet, daß das Normalwerden der Zirkulation (durch Adrenalininjektionen bewirkt) nicht immer ein Verschwinden der Hirndrucksymptome zur Folge hatte: Bei beginnendem Hirndruck verschwanden mit dem Wiedereintritt normaler Blutzirkulation auch die Hirndrucksymptome; in einigen Fällen aber war dies nicht der Fall, es blieb Vaguspuls bestehen, die Atmung blieb schlecht oder still. Bei mittleren Graden von Hirndruck gingen die Hirndrucksymptome trotz normaler Zirkulation niemals zurück, verschwanden jedoch sofort, wenn der Hirndruck selbst herabgesetzt wurde. Bei starken Hirndruckgraden endlich blieben trotz Besserung der Zirkulation die Lähmungssymptome (Atemstillstand, Akzeleranspuls) bestehen. Sie verschwanden aber auch nicht, wenn der Hirndruck ganz beseitigt und durch künstliche Atmung und Herzmassage eine gute Durchblutung der Hirnsubstanz erzeugt wurde.

Hauptmann kommt auf Grund seiner Beobachtungen zu der Anschauung, daß die Hirndrucksymptome hervorgerufen seien durch direkte Substanzkompression des Gehirnes; sie seien von der Zirkulationsstörung nur insofern abhängig, als durch das Leergepreßtwerden der Gefäße der Hirnsubstanz der Hirndruck erst imstande sei, die einzelnen nervösen Elementarorganismen (Zellen, Fasern usw.) gegeneinander zu verschieben und auf diese Weise die Substanzkompression zu bewirken.

Wie ersichtlich, ist in der Lehre vom pathologischen Hirndruck die Frage von der Kompressibilität des Gehirns ein strittiger Punkt und wird auf dieselbe näher eingegangen werden müssen.

In physikalischem Sinne ist die Hirnsubstanz inkompressibel; dies wurde schon von Bergmann hervorgehoben und Grashey (47) hat experimentell festgestellt, daß die Nervensubstanz physikalisch genommen noch weniger kompressibel ist als Wasser.

Ganz anders liegen jedoch die Verhältnisse, wenn die rein physikalische Betrachtungsweise aufgegeben wird und man berücksichtigt, daß im Cerebrum außer „Nervensubstanz" eine Menge von Röhren und Spalten vorhanden sind, die mit beweglicher Flüssigkeit gefüllt sind und miteinander und mit dem großen Flüssigkeitsreservoir des übrigen Körpers kommunizieren.

Nach Kocher füllt sich das Gehirn innerhalb mäßiger Grenzen „wie ein Schwamm" mit Blut und läßt sich in ähnlicher Weise entleeren.

Hill (48) wies nach, daß Füllung und Entleerung der Venen die weitaus größten Volumschwankungen des Gehirns im Gefolge haben.

Die Möglichkeit einer lokalen Kompression des Gehirns wird von Kocher in den Vordergrund seiner Lehre vom lokalen Hirndruck gestellt; er steht mit Hill, Cushing u. a auf dem Standpunkt, daß eine solche Kompression zustande komme durch Entleerung der Gefäße, ganz besonders der Venen.

Diese Erklärung wird nicht von allen Autoren angenommen. Horsley (49) hat Messungen über die Elastizität des Gehirnes angestellt, indem er ein Gewicht von ca. 50 g im Durchmesser von 1 cm durch ein Trepanloch vertikal auf das Gehirn wirken ließ. Er fand, daß das Gewicht rapid in das Gehirn einsank, und zwar so, daß $^3/_4$ der endlichen Tiefe des Eindruckes in der ersten Sekunde erreicht wurden. Der Grad der Eindrückbarkeit war unabhängig vom Blutdruck. Die Hebung des Gehirnes nach Wegnahme des Gewichtes erfolgte ebenfalls rasch, innerhalb von wenigen Sekunden, und erreichte ziemlich konstant etwa die Hälfte des ursprünglichen Niveaus. Dauerte der Druck nicht länger als 5", so wurde gelegentlich die vorige Höhe erreicht, ja sogar überschritten. Horsley führt dies auf die Entwickelung eines lokalen Ödems zurück.

Er schließt aus seinen Experimenten auf eine Kondensation des Gehirnes durch Auspressen von Gewebssaft; nach Aufhören des Druckes ströme derselbe wieder ein, manchmal sogar vielleicht, wegen einer mit dem Druck einhergehenden Schädigung elastischer Kräfte, in vermehrter Quantität.

Das Verhalten des Liquor bei pathologischem Hirndruck soll weiter unten im Zusammenhang beschrieben werden. Hier sei nur im Hinblick auf die Kompressibilität des Gehirnes als Organ, nicht im physikalischen Sinne, gesagt, daß zahlreiche Beobachtungen und experimentelle Nachweise vorliegen, welche dartun, daß bei vermehrtem Hirndruck einerseits ein vermehrter Abfluß des Liquor durch die ihm offen stehenden Wege und andererseits eine gesteigerte Liquorresorption auftritt. Diese Erscheinung ist als Schutzvorkehrung aufzufassen gegen eine Volumvermehrung des Inhaltes der starren Schädelkapsel, welche natürlich nur bis zu einer gewissen oberen Grenze suffizient ist. „Erst von dem Momente an, wo durch die Hirnmasse selbst oder durch gestautes Blut oder durch verhaltene oder abgeschlossene Liquoransammlungen selbst eine Fortleitung des Druckes zu Wege gebracht wird, kommt die dauernde schädliche Wirkung zustande" (Kocher). Dieser Satz ist wohl so zu verstehen, daß es erst dann, wenn der freie Abfluß von Blut und Liquor aus den Gefäßen, den Ventrikeln und Saftspalten infolge teilweiser oder völliger Verlegung der Abflußwege behindert ist, zu dauernden Hirndruckerscheinungen kommen kann; bis zu diesem Augenblicke schafft der Abfluß von Blut und Liquor Raum für das auftretende Plus des Inhaltes der Schädelkapsel, dadurch, daß die Gewebselemente nach Abfluß der Flüssigkeit näher aneinander rücken, eine „Kondensation" derselben entsteht.

Allerdings faßt eine Reihe von Autoren (Adamkiewicz, Sauerbruch, Hauptmann) dieses Zusammenrücken der nervösen Elemente bereits als Ursache für die Hirndrucksymptome auf, indem dadurch Quetschungen und Zerrungen der Zellen und Fasern zustande kommen sollen.

Hirndruck und Liquor cerebrospinalis.

Es ist eine bekannte Tatsache, daß der Druck, unter welchem die Zerebrospinalflüssigkeit steht, schon unter normalen Verhältnissen großen Schwankungen unterworfen ist. Nach Richet (50) schwankt der Liquordruck beim Menschen im Normalen zwischen 20—300 mm Wasser. Der Druck des Liquor ist zunächst abhängig von dem Verhältnis zwischen Produktion und Resorption; ferner wird er in maßgebendster Weise vom Blutdruck beeinflußt und endlich steht er unter dem Einflusse der umgebenden Gewebe, hauptsächlich der Dura mater.

Pfaundler (51) hat die Werte für diese drei Druckkomponenten gesondert berechnet und fand:

1. Für den fortgepflanzten Gefäßdruck (angiogenen Druck) 68 $^0/_0$.

2. Für den Druck der Flüssigkeitssäule selbst (hydrostatischen Druck) 24$^0/_0$.

3. Für die durch elastische Gewebsspannung ausgeübte Druckkomponente 8 $^0/_0$ des gesamten vorhandenen Liquordruckes.

Die Produktion des Liquor erfolgt nach heute geltenden Anschauungen aus den Kapillaren der Plexus chorioidei in den Ventrikeln; aber auch aus den Kapillaren des Gehirnes und der Hirnhäute tritt Liquor an die Gehirnoberfläche aus (Kocher, Spina).

Der in den Ventrikeln angesammelte Liquor kann durch die Kommunikationsöffnungen derselben (Foramen Monroi, Magendie u. a.) in die Schädelhöhle austreten und gelangt in die Zisternen und den Arachnoidealraum des Gehirns und Rückenmarkes.

Die Resorption des Liquor erfolgt in der Hauptsache auf dem Wege der Blutbahn, und zwar vorwiegend durch die Pacchionischen Granulationen in die großen Sinus, aber auch durch die subduralen und intraduralen Venen. Die Pacchionischen Granulationen bilden eine Art Pumpwerk; sie liegen in den dünnwandigen Lacunae laterales der Hirnsinus, werden deshalb mit deren Kompression an ihrer Basis ebenfalls komprimiert und entleeren den in ihnen enthaltenen Liquoranteil durch die dünne Duraschicht in die Sinus, wenn diese bei systolischer Füllung der Arterien durch den extravaskulär fortgeleiteten Druck (s. o. S. 14) komprimiert werden.

Spina (52, 53) wies nach, daß der Liquor sowohl durch die Venen, als auch durch die Lymphgefäße resorbiert wird. Er hat am frisch getöteten Tier sogar den Übertritt von Hefezellen aus dem Liquor in die Venen festgestellt. Die durch die Lymphbahnen resorbierten Mengen von Liquor erscheinen nach Spina teilweise im Nasenausfluß wieder und läßt sich hier eine Proportionalität zwischen Resorptionsgröße und Höhe des intrazerebralen angiogenen Druckes nachweisen.

Falkenhain und Naunyn (54) studierten die einschlägigen Verhältnisse im Tierexperiment; den Normaldruck fanden sie beim Hunde maximal 150 mm Wasser. Bei Steigerung des Druckes durch Injektion von NaCl-Lösung auf 200 mm Wasser war die Liquorresorption gering, bei 800 mm Druck betrug sie 1 ccm in der Minute. Steigerung des arteriellen Blutdruckes hatte keinen Einfluß auf die Resorptionsgröße; der Druck des Liquors wurde nur vorübergehend bis auf das Doppelte des Normalwertes erhöht, sank danach aber wieder auf die frühere Höhe. Venöse Stauung dagegen und damit Steigerung des venösen Blutdruckes steigerte den Druck im Liquor um 60 mm Wasser, wenn der Liquordruck vorher niedrig war und sich daher die Venen ausdehnen konnten.

Daraus schließen die Autoren, daß im Normalen die Regulation des Liquordruckes bewirkt wird durch die Druckverhältnisse in den Venen, und daß damit die Resorptionsgröße des Liquors abhängig sei vom venösen Blutdruck im Gehirn.

Kocher betont, daß Liquor durch die Lymphgefäße nur austrete, wenn der Abfluß aus den Venen eine Behinderung erfährt.

Der Liquor dürfte nicht einfach mit der Lymphe anderer Organe identifiziert werden. Er habe zugleich die Bedeutung einer Ausfüllungsmasse, welche die durch Verschiebung oder Schwund der Gehirnsubstanz entstandenen Lücken ausfülle. Er reguliere die respiratorischen Schwankungen des Volumens des Schädelinhaltes, soweit sie von Schwankungen in der Füllung der Venen abhängen.

Normalerweise strömt der Liquor zwischen Schädel- und Rückgratshöhle hin und her (Francois-Frank [55], Kocher u. a.). Auch hierdurch ist eine Ausgleichsmöglichkeit für eine Volumzunahme des Schädelinhaltes gegeben, solange die Kommunikationsöffnung (Foramen magnum) offen ist. Dieselbe kann jedoch durch Einpressen des Kleinhirns und der Medulla oblongata geschlossen werden (Leonard Hill, Cushing); auch kommt Abschluß aller oder einzelner Ventrikel unter pathologischen Bedingungen, besonders bei Steigerung des intrakraniellen Druckes, häufig vor (Kocher). Durch eine solche Liquorretention wird unter sonst gleichen Verhältnissen der Hirndruck gesteigert, aber natürlich auch bei Wiedereröffnung der Kommunikationswege durch nunmehr rasch erfolgenden Abfluß des Liquors sofort herabgesetzt.

Adamkiewicz behauptet in seinen Angriffen gegen die Bergmannsche Hirndrucktheorie (s. o. S. 15), daß überall dort, wo der Liquor wirklich Hirndruck mache, eine enorme Liquorvermehrung stattgefunden haben müsse und Kocher bestätigt diese Meinung. Dann sei aber die vorhandene Flüssigkeit nicht mehr reiner Liquor, sondern abnormales Transsudat oder Exsudat und müsse bezüglich ihrer Wirkung in eine Reihe mit anderen derartigen pathologischen Bildungen gestellt werden.

Nach Eröffnung des Schädels und der Dura fließen oft sehr große Mengen von Liquor aus der Trepanationsöffnung ab. Außerdem werden durch die Dekompression die Blutgefäße wieder durchgängig, was in jedem Falle das Zurücktreten der manifesten Hirndruckerscheinungen (Vaguspuls, Benommenheit, Atemverlangsamung etc.) im Gefolge hat; umgekehrt beweist das Geringerwerden der Hirndruckerscheinungen nach Kochers Theorie den Wiedereintritt einer Eudiämorrhysis des Gehirnes. Dadurch wird aber auch wieder eine ausgiebige Resorption des Liquors durch die Venen und Sinus ermöglicht. Endlich werden durch die Dekompression auch die Kommunikationswege des Liquors wieder eröffnet und dadurch weitere Ausgleichsmöglichkeiten lokaler Spannungen gegeben.

c) Hirndrucksteigernde Erkrankungen und operative Herabsetzung des Hirndruckes.

Es ist eine bekannte Tatsache, daß bei allen Erkrankungen des Gehirns, welche intrakranielle Drucksteigerung zur Folge haben, im Gefolge der Operation entweder sofort oder in späterer Zeit Hirnprolapse zustande kommen können.

Mit Rücksicht auf die Materie dieser Arbeit erscheint es angezeigt, schon der Vollständigkeit halber einen kurzen Überblick über diejenigen pathologischen Zustände des Gehirnes und seiner Hüllen zu geben, welche Steigerung des Hirndruckes stets oder gelegentlich zur Folge haben; weiterhin soll untersucht werden, inwieweit sie durch operative Eingriffe beseitigt werden können und insbesondere, wie sich im speziellen der durch sie erzeugte Hirndruck nach entsprechenden operativen Eingriffen verhält. Es wird unter Beziehung auf diese Betrachtung in der Folge möglich sein zu entscheiden, ob und inwieweit ein Fortbestehen des intrakraniellen Druckes nach operativen Eingriffen bei den einzelnen Erkrankungen angenommen werden muß. Eine solche Feststellung erscheint von Wichtigkeit für die Auffassung der Pathogenese sekundärer Hirnvorfälle überhaupt und im besonderen nach Trepanation wegen hirndrucksteigernder Krankheitszustände.

Ganz allgemein darf mit gewissem Vorbehalte gesagt werden, daß alle jene pathologischen Prozesse des Gehirnes und seiner häutigen und knöchernen Hüllen Hirndrucksteigerung im Gefolge haben, welche das Volumen des Schädelinhaltes vergrößern. Eine solche Volumvermehrung kann zustande kommen durch Hinzufügung von fester oder flüssiger Substanz; die letztere kann primär oder auf reaktivem Wege eine Vermehrung erfahren.

Außerdem stehen eine Reihe von Autoren auf dem Standpunkte, daß bei einer Reihe von hirndruckerzeugenden Erkrankungen eine toxische oder toxisch-infektiöse Komponente entweder bei der Entstehung des Hirndruckes mitwirke (Tilmann), oder wenigstens eine Reihe der von anderen als reine Hirn-„druck"symptome aufgefaßten Teilerscheinungen bedinge: Leber (56), Elschnig (57, 58), Krückmann (59, 60), Jakobsohn (61), v. Groß (62), Weeks (63), Deutschmann (64) u. a. vertreten, gestützt auf eingehende histologische Untersuchungen und klinische Beobachtungen die Ansicht, daß die Stauungspapille ein entzündlicher Vorgang ist, hervorgerufen durch von raumbeengender Erkrankung ausgehenden „phlogogene Substanzen" (Elschnig). Vollert (65) und Fejer (66) sahen das Vorkommen von exorbitanten Stauungspapillen einige Wochen nach Salvarsaninjektionen und bringen die ersteren in ätiologischen Zusammenhang mit letzterem. Gowers (67) betont, daß es durch neuere Beobachtungen nachgewiesen sei, daß Hirngeschwülste in ihrer unmittelbaren Umgebung nahezu konstant, aber auch an entfernteren Stellen chronische Meningitis hervorrufen. Auch der akute Zerfall von Nervengewebe in der Umgebung des Tumors könne zur Entzündungsursache werden. Anton (68) nimmt als sicher an, daß eine Anzahl von Tumoren nicht nur mechanisch, sondern auch toxisch wirken und dadurch eine Schwellung der Gehirnsubstanz veranlassen.

Das Volumen des Schädelinhaltes vermehrend, damit raumbeengend und drucksteigernd können wirken:

1. Die Erkrankungen des knöchernen Schädels.

Dieselben können entweder durch Apposition von fester Substanz an der Innenfläche des Schädeldaches den für den Inhalt zur Verfügung stehenden Raum verkleinern (nach innen wachsende Tumoren des Schädeldaches verschiedenster Ätiologie). Oder aber es kann durch frühzeitige Synostose der Nähte im Kindesalter die damals vorhandene Kapazität des Schädelinnenraumes fixiert werden, so daß der durch physiologisches Wachstum sich allmählich vergrößernde Inhalt mit der Schädelkapazität in Konkurrenz tritt.

Bei Erkrankungen der ersteren Art wird durch Entfernung des Tumors die operative Druckentlastung bewirkt. Zur Herabsetzung des Hirndruckes beim Turmschädel hat Anton zusammen mit Bramann die Methode des Balkenstiches ausgearbeitet, welcher eine dauernde Kommunikation der Ventrikel mit dem Subdural- und Subarachnoidealraum schafft und so durch ungehinderte Zirkulation des Liquors einen Ausgleich für den erhöhten Hirndruck dauernd ermöglicht.

Zahlreich sind weiterhin:

2. Die Erkrankungen der Hirnhäute,

welche zu Raumbeengung im Schädelinnern führen können.

An der Innenfläche der Dura treten entzündliche Veränderungen mit Tendenz zur entzündlichen Proliferation und zu oft massigen Blutungen aus entzündlich veränderten Gefäßen auf, welche als Pachymeningitis haemorrhagica chronica interna bezeichnet werden. Sind die Entzündungsreize intensiver, so kommt es zur Entwicklung von reichlichem flüssigen und zelligen Exsudat bis zur eitrigen Infiltration; es entsteht eine Pachymeningitis purulenta externa oder interna, je nach der Lokalisation des Entzündungsherdes. Bei ersterer Erkrankung kommt es infolge Eiteransammlung zwischen Dura und Schädelknochen zur Bildung eines extraduralen Abszesses, welcher die Dura gegen das Schädelkavum drängt und so raumbeengend wirkt.

Die Pachymeningitis purulenta interna führt wohl stets früher oder später zu einer Infektion auch der weichen Hirnhäute und damit zur Leptomeningitis purulenta. Übrigens kann auch ein extraduraler Abszeß in den Subduralraum durchbrechen.

Es seien weiterhin noch die tuberkulösen, syphilitischen und aktinomykotischen Erkrankungen der Dura erwähnt. Diese rufen bald mehr flächenhafte Verdickungen oder Verwölbungen der harten Hirnhaut gegen den Schädelinnenraum hervor. (Pachymeningitis tuberculosa externa, Pachymeningitis gummosa), bald etablieren sich spezifische Tumorbildungen (Tuberkel, Gumma) in der Dura.

Ferner kommt es auch zur Ausbildung der verschiedensten echten Tumoren an der harten Hirnhaut, entweder primär (Psammom) oder aber durch Metastasierung von einem anderweitig sitzenden primären Geschwulstherd her.

Die meisten dieser Erkrankungen der Dura sind, wenn rechtzeitig erkannt und lokalisiert, einer chirurgischen Behandlung zugänglich, und zwar sowohl echte Tumoren als auch chronisch entzündliche Prozesse mit tumorähnlichem pathologischen Wachstum. Eine Ausnahme bilden natürlich jene entzündlichen Erkrankungen, welche eine große flächenhafte Ausdehnung erreichen und infiltrierendes Wachstum eingehen. Die luetischen Prozesse mit Einschluß der gummösen sind ein dankbares Gebiet spezifischer Therapie.

Es erscheint ohne weiteres klar, daß die chirurgische Entfernung einer abgegrenzten tumorösen Bildung an der Dura die durch sie hervorgerufene Raumbeengung ebenso radikal beseitigen muß wie die Exstirpation eines vom Schädelknochen ausgehenden Tumors; die intrakranielle Drucksteigerung muß also mit der Radikaloperation aufhören.

An der Leptomeninx sind entzündliche Veränderungen relativ häufig, welche durch Exsudatbildung zu Hirndrucksteigerung führen. Je nach dem Charakter des Exsudates wird Meningitis serosa (Quincke [69, 70]) und Meningitis purulenta unterschieden. Während die letztere in vorliegender Arbeit weniger interessiert, erscheint die Meningitis serosa dadurch wichtig, daß sie einerseits meist auch zu einer Vermehrung der Ventrikelflüssigkeit führt (v. Hansemann [71]); andererseits manchmal lokale zystenähnliche Ansammlungen von Flüssigkeit an Stellen früherer entzündlicher Veränderungen in der weichen Hirnhaut zurückbleiben (Stroebe [72]).

Der Inhalt solcher Zysten kann gegenüber der Nachbarschaft unter höherem Druck stehen und so (in seltenen Fällen) Kompression benachbarter Hirnpartien erzeugen.

Zysten der weichen Hirnhäute sind Gegenstand chirurgischer Behandlung; der durch sie verursachte Hirndruck schwindet nach ihrer Entleerung.

Diffuse Meningitis serosa dürfte verhältnismäßig selten die Ursache einer chirurgischen Eröffnung des Schädels abgeben. Kommt dies, etwa als Palliativ-Trepanation wegen Hirndruckerscheinungen, gelegentlich vor, so wird durch die Schädellücke eine breite Möglichkeit zum Abfluß der Flüssigkeit und damit der raumbeengenden Substanz gegeben; dadurch werden auch etwa durch Kompression verlegte Kommunikationsöffnungen der Ventrikel wieder frei.

3. Die Erkrankungen des Gehirns,

welche Hirndruckerscheinungen im Gefolge haben, sind recht zahlreich.

Hier ist zunächst der Hirntumor zu nennen, welcher mit gewisser Einschränkung als hirndrucksteigernde Erkrankung katexochen angesehen werden darf. Ebenso wie an der Dura können verschiedenste den Tumoren zuzurechnende Bildungen, einschließlich der parasitär bedingten, im Gehirn primär auftreten oder auf dem Wege der Metastasierung entstehen. Solche Neoplasmen bewirken Hirndruck außer durch ihr eigenes Wachstum auch durch entzündliche Reaktion in ihrer Umgebung mit Vermehrung des Bindegewebes und der Glia; häufig finden sich auch Zirkulationsstörungen und lokales Ödem in der Nähe der Neubildung. Wenn die Geschwulst derart gelagert ist, daß die Zirkulation des Liquors zwischen Ventrikeln und Subarachnoidealraum behindert wird, was besonders bei Tumoren in der hinteren Schädelgrube häufig vorkommt, dann kommt es auch zur Entwicklung eines Hydrocephalus internus (Anton). Über die Ansicht vieler Autoren, daß eine Anzahl von Tumoren auch toxische Wirkungen entfalten (Anton, Tilmann), wurde bereits oben berichtet.

Die Hirnabszesse stehen bezüglich ihrer mechanischen und anderweitigen Wirkungen auf den Schädelinhalt den Tumoren des Gehirns sehr nahe. Auch sie wirken zunächst raumbeengend und die Hirndruckerscheinungen steigen wegen ihres raschen Wachstums oft rapid an. Weiterhin führen sie zu manchmal stürmischen reaktiven Entzündungserscheinungen in ihrer Umgebung und erzeugen ferner oft namhafte Ödeme auch in entfernteren Gebieten des Gehirns.

Auch die nicht abgekapselte eitrige Enzephalitis schafft ähnliche Bedingungen zum Zustandekommen des Hirndruckes; ferner können auch bei der nichteitrigen Enzephalitis infolge Schwellung, entzündlichen Ödemes und seröser Exsudation, ferner Bindegewebs- und Glianeubildung Hirndruckerscheinungen zur Beobachtung kommen.

Blutungen aus primär erkrankten oder durch anderweitige pathologische Prozesse arrodierten Gefäßen führen ebenfalls oft zu Kompressionserscheinungen des Gehirns, welche, falls die Blutung andauert, zum Lähmungsstadium des Hirndruckes und damit zum Exitus führen können. Die traumatisch entstandenen Hämorrhagien sollen weiter unten im Zusammenhang mit der traumatischen Schädigung des Schädels und seines Inhaltes überhaupt abgehandelt werden.

Das Ödem der Hirnsubstanz ist eine häufige Sekundärerscheinung bei raumbeengenden und entzündlichen Veränderungen im Gehirn. Sehr häufig bewirken auch Thrombosen der großen Sinus hochgradige Stauung und Transsudation, welche ein lokales oder allgemeines Hirnödem zur Folge haben.

Huguenin (73) beschreibt eine Form des Hirnödems, bei welcher es durch einfache arterielle Blutdrucksteigerung in den Hirngefäßen zur Hyperämie und gesteigerten Transsudation und damit zum akuten kongestiven Hirnödem kommen soll. Der Prozeß wurde besonders bei Kindern beobachtet. Andere Autoren dagegen, z. B. Boenninghaus (74) bestreiten die Möglichkeit, daß bloß durch aktive Hyperämie und gesteigerte Herzaktion tödlicher Hirndruck zustande kommen könne.

Pathologische Ansammlungen von Flüssigkeit in den Ventrikeln, welche als Hydrocephalus internus bezeichnet werden, kommen als Teilerscheinungen anderweitiger Hirnerkrankungen häufig zur Beobachtung. Der Hydrocephalus internus congenitus interessiert der Natur der Sache nach in dieser Arbeit weniger; er unterscheidet sich bezüglich seiner Entstehung vom Hydrocephalus internus acquisitus der Hauptsache nach dadurch, daß die Gehirn- oder Meningealerkrankungen, in deren Gefolge er auftritt, bereits in der intrafötalen Lebensperiode abgelaufen ist.

Der akute Hydrocephalus internus acquisitus entsteht nach Baginski (75) nur bei einer akuten, nicht tuberkulösen Entzündung der Plexus chorioidei und der dabei erfolgenden vermehrten Exsudation; nach Anton (76) sind jedoch unzweifelhaft auch die Ventrikelwandungen, sowohl Ependym als auch Stratum zonale, dabei mitergriffen.

Rindfleisch, Huguenin, Boenninghaus haben nachgewiesen, daß die entzündlichen Prozesse in den Plexus chorioidei und den Ventrikeln stets mit Meningitis serosa oder aber purulenta einhergehen. Daß es anderseits bei seröser Meningitis nach v. Hansemann auch meist zu einer vermehrten Flüssigkeitsabsonderung in die Ventrikel kommt, wurde bereits oben berichtet.

Hydrocephalus internus als Sekundärerscheinung bei anderweitigen primären Krankheitsprozessen des Gehirns und seiner Hüllen wurde bereits mehrfach erwähnt. Im allgemeinen darf gesagt werden, daß es dazu bei allen raumbeengenden Erkrankungen des Schädelinnern gelegentlich kommen kann; entweder können durch den allgemeinen Hirndruck oder durch die Lokalisation eines tumorösen Prozesses die Kommunikationsöffnungen der Ventrikel verlegt und so Flüssigkeit in ihnen gestaut werden; oder es kommt zur entzündlichen Reaktion der Plexus chorioidei mit Exsudation; oder aber — und dies ist wohl das häufigste — Kommunikationsbehinderung und entzündliche Exsudation vergesellschaften sich in verschiedenem Verhältnis.

Nonne (77, 78) hat als erster Symptomenkomplexe beschrieben, welche klinisch als raumbeengende Prozesse im Endokranium aufgefaßt werden mußten und auch Lokalsymptome aufwiesen; ein Teil solcher Fälle ging spontan oder auf Hg-Medikation in restlose Dauerheilung aus; in den zur Obduktion gekommenen Fällen zeigt sich keine Spur eines Tumors und kein Residium von Hydrocephalus, es fanden sich aber auch keine sonstigen palpablen anatomischen

Veränderungen am Hirn und seinen Hüllen. Diese eigentümliche Erkrankung wurde von Nonne als Pseudotumor cerebri bezeichnet und seither von einer Reihe von Autoren, u. a. Weber und Schultze (79), Finkelnburg und Eschbaum (80), Lewandowsky, Rosental beobachtet und zum Teil auch einer genauen histologischen Untersuchung zugeführt.

Finkelnburg und Eschbaum fanden in ihren Fällen chronische Meningitis und Neuritis der Gehirnnerven ohne Hydrozephalie.

Rosental (81) stellte regressive Veränderungen der nervösen Elemente und das Auftreten von amöboiden Gliazellen nach Alzheimer bei zwei von Lewandowsky klinisch beobachteten Fällen fest. Diese Veränderungen waren in diffuser Weise über das ganze Gehirn verbreitet, insbesondere aber in den Ventrikelwandungen ausgesprochen.

Eine weitere, von Rokitansky (82) beschriebene und von Anton (151) genau studierte seltene raumbeengende Hirnerkrankung ist die Hypertrophia cerebri. Sie kann angeboren sein, aber auch in allen Lebensperioden bis zum reifen Mannesalter entstehen. Die Erkrankung ist pathologisch-anatomisch dadurch charakterisiert, daß die Gehirnmasse an sich eine übermäßige Vergrößerung erfährt, welche im Mißverhältnis steht zur Kapazität des Schädels. Nach Anton ist es hauptsächlich das Marklager der Hemisphären, welches an Masse und Volumen zunimmt, durch die Massenzunahme von schleimartiger, mit zarten Kernen durchsetzter Bindesubstanz; es kommen aber auch reine Hyperplasien des Gehirns vor.

Reichardt (83, 84, 85, 86) hat zuerst im Jahre 1905 und weiterhin in einer Reihe von Arbeiten den Begriff der Hirnschwellung aufgestellt und gegenüber mannigfachen Einwänden verteidigt. Er definiert die Hirnschwellung als „eine besondere Art der Volumvergrößerung des Gehirns von verschiedenster Ätiologie, welche keine unmittelbare Folge ist von Hyperämie, Hirnödem (im gewöhnlichen Sinne), Hydrocephalus; welche ferner (soweit krankhafte Intensitätsgrade in Frage kommen) nach bestimmt starken klinischen Symptomen gefunden worden ist, ohne daß aber histologisch sich bis jetzt eine, die Volumvergrößerung des Hirns erklärende, charakteristische gewebliche Veränderung hätte feststellen lassen".

Das Gehirn sei — wenigstens unter krankhaften Verhältnissen — ein bewegliches Organ in dem Sinne, daß anscheinend primäre innere Hirnvorgänge, ebenso auch Infektionen oder Intoxikationen echte Volumvergrößerungen (und Verkleinerungen) bewirken können. Es liege nahe, derartige Volumvergrößerungen zu erklären durch Aufnahme von Wasser, vielleicht auch von festen Stoffen, in die lebende Substanz. Reichardt vermutet, daß die Tatsache starker Hirndruckerscheinungen bei kleinen Tumoren ebenfalls durch Hirnschwellung in seinem Sinne erklärt werden könne; ebenso, daß vielleicht auch der Hirnprolaps auf Hirnschwellung zurückzuführen sei (s. S. 7).

Reichardts Ansichten fanden Anhänger und Gegner. Apelt (87, 88, 89) stellte Befunde von Hirnschwellung nach akuten Infektionserkrankungen fest. Er untersuchte ferner Gehirne, die eine Schwellung zeigten, zusammen mit anderen normalen; die Frontallappen wurden in NaCl-Lösung gelegt und die Größe der Resorption in 24 Stunden gemessen. Die geschwollenen Gehirne hatten nicht weniger gesaugt als die normalen; Apelt schließt daraus, daß die Schwellung nicht auf einfaches Ödem zurückzuführen sei. Weiterhin zeigte ein septisch geschwollenes Gehirn eine starke Vermehrung der Trockensubstanz; die Schwellung müsse also durch Eintritt von chemischen Körpern zustande gekommen sein, die einen größeren Gehalt an Trockensubstanz haben als das Hirngewebe.

Pötzl und Schüller (90) beobachteten zwei Fälle von tödlicher Hirnschwellung bei Syphilis. Nonne (91) erkennt die Reichardtsche Hirnschwellung bei Lues ebenfalls an.

Barbieri und Carbonne (92) stimmen den Anschauungen Reichardts und anderer zu, daß die Hirnschwellung als ein physikalisch-chemischer Vorgang erhöhter Affinität des Nervengewebes zum zirkulierenden Wasser aufzufassen sei.

Krüger fand in 16 Fällen, welche unter dem Bilde Meynertscher Amentia starben, die Differenz zwischen Schädelkapazität und Hirnvolumen durchwegs kleiner als 6 $^0/_0$, was als Hirnschwellung gilt.

Rosental (93, 94) dagegen hält es für bisher noch nicht erwiesen, daß die Hirnschwellung eine Lebenserscheinung und überhaupt ein intravitaler Vorgang sei. Es lasse sich nicht ausschließen, daß eine Hirnschwellung postmortal entstehen könne, besonders dann, wenn sich in einem geschwollenen Gehirn amöboide Glia finde; denn diese histologische Veränderung weise Beziehungen zu abnormalen Flüssigkeitsverhältnissen im Gewebe auf und könne auf postmortalen Veränderungen beruhen.

Wie aus den obigen Darlegungen ersichtlich, weisen die Begriffe Pseudotumor cerebri und Hirnschwellung noch mancherlei Unklarheiten in nosologischer und pathologisch-anatomischer Bezeichnung auf. Vielleicht bestehen noch nicht geklärte Beziehungen beider Krankheitsformen zueinander und zur Hypertrophia cerebri.

Die chirurgische Behandlung der drucksteigernden Gehirnerkrankungen geht von zweierlei Gesichtspunkten aus: Einerseits geht das Bestreben naturgemäß dahin, herdförmige Erkrankungen (Tumoren, Abszesse) radikal zu entfernen oder zu entleeren. Dadurch wird rasch und bei nicht rezidivierenden Prozessen dauernd das Volumen des Schädelinhaltes um die pathologische Bildung verkleinert und dadurch der Hirndruck dauernd zum Verschwinden gebracht.

Diese ideale Behandlung ist jedoch bei herdförmigen Prozessen nicht immer durchführbar, da, abgesehen von falschen Lokaldiagnosen, Tumoren an operativ fast unzugänglichen Stellen im Gehirn sitzen, multipel auftreten oder wegen infiltrierenden Wachstumes nicht ausschälbar sein können. Bei Erkrankungen vollends, welche allgemeine Vergrößerung des Gehirns bewirken (Hirnödem, Pseudotumor, Hypertrophia cerebri, Hirnschwellung) ist an radikale operative Behandlung gar nicht zu denken.

Hier tritt unter Umständen die zweite chirurgische Behandlungsmöglichkeit gesteigerten Hirndruckes, die druckentlastende Trepanation in ihre Rechte. Krause (95) ist der Ansicht, daß sich die durch primäre Naht verschlossene Trepanationsstelle allmählich vorwölbe und dadurch die Unnachgiebigkeit der Schädelkapsel ausgeglichen werde; dementsprechend verringere sich die intrakranielle Drucksteigerung oder verschwinde vollkommen. Die unmittelbare Gefahr dieser Behandlungsmethode schätzt Krause gering ein. Allerdings kommt es nach seinen Erfahrungen vor, daß in den dem Ort der Hirnhernie (hautbedeckter Prolaps) entsprechenden Hirnpartien bald schwere

Ausfallserscheinungen sich einstellen; er führt dieselben auf starke Verlagerung und Zerrung, Kompression oder Ödem der betreffenden Hirnpartie zurück.

Zur Behandlung des Hydrocephalus internus congenitus, weiterhin aber auch als Palliativeingriff bei radikal inoperablen raumbeengenden Prozessen des Gehirns wird häufig die von Anton und v. Brahmann (96, 97) angegebene Methode des Balkenstiches angewendet (s. S. 22). Sie bezweckt, eine dauernde Verbindung zwischen Ventrikeln und Subduralraum herzustellen. Krause ist der Ansicht, daß eine dauernde günstige Wirkung dieser Operationsmethode nur zustande komme, wenn die Subarachnoidealräume die Fähigkeit zur Resorption der in sie gelangenden Flüssigkeitsmengen besitzen. Dies sei nicht immer der Fall.

Es ist leicht ersichtlich, daß die angeführten gangbaren Operationsmethoden bei raumbeengenden Erkrankungen des Gehirns nicht primär auf die „Druckentlastung" als solche abzielen; sie bezwecken vielmehr, das Mißverhältnis zwischen Schädelkapazität und Volumen des Schädelinhaltes zu beseitigen, entweder durch Verkleinerung des letzteren oder durch Vergrößerung der ersteren.

Nicht zu vernachlässigen wird hier sein, daß durch das sekundäre Verschwinden des Hirndruckes die Zirkulationsverhältnisse von Blut und Liquor der Norm genähert werden können, daß insbesondere in den Ventrikeln gestaute Flüssigkeit wieder freien Abfluß findet und so das Schwinden des Hirndruckes an sich schon eine Volumverminderung des Gehirns in vielen Fällen sichert. Dies ist wohl auch die einzige Erklärungsmöglichkeit für die oben schon erwähnte nicht seltene Beobachtung, daß bei einer zweizeitig ausgeführten Hirnoperation das bei Eröffnung des Schädels prall vorgewölbte Gehirn nach einigen Tagen vollkommen zurückgesunken sein kann, ohne daß der primäre Erkrankungsprozeß (Tumor, Abszeß etc.) eine Veränderung erfahren hätte.

4. Traumatische Hirnschädigung und Hirndruck.

Die ausführlichsten Untersuchungen über das Wesen der Gehirnschädigung bei und nach Schädeltraumen stammen von Kocher (l. c.).

Kocher unterscheidet in seiner Theorie der Hirnpressung zwischen Compressio, Commotio und Contusio cerebri; die erstere entsteht bei langsam auftretender Raumbeengung im Endokranium, die zweite bei Stoßwirkung gegen den Schädel ohne Zertrümmerung desselben und ohne Zerstörung von Hirnteilen, die dritte endlich ist als direkte mechanische Zertrümmerung von Gehirnsubstanz zu definieren. Fließende Übergänge zwischen diesen drei Formen der Hirnschädigung machen eine scharfe Abgrenzung unmöglich. Die Commotio cerebri definiert Kocher als akuten Hirndruck, durch eine mit Geschwindigkeit begabte Gewalt bewirkt. Ferrari (98) wies unter Kochers Anleitung nach, daß sich bei Stoß gegen den Kopf sofort im Schädelinhalte Drucksteigerung einstellt; es entsteht eine von innen nach außen wirksame Kraft analog dem hydraulischen Druck, welche am stärksten in der Richtung des Stoßes wirkt, aber auch allseitig sich ausbreitet. Diese Kraft ist proportional der Intensität des Stoßes und umgekehrt proportional der Schädeldicke.

Es wurde sogar nachgewiesen, daß diese Kraft imstande ist, bei Einwirkung einer stumpfen Gewalt auf den Schädel denselben auseinanderzutreiben.

Diese Spannungszunahme des Schädelinhaltes bewirkt ebenso wie langsam ansteigender Hirndruck einerseits eine Verdrängung der vorhandenen Flüssigkeiten (Liquor und Blut), anderseits eine Verschiebung des ganzen Gehirns und seiner Teile, am stärksten in der Richtung des Stoßes und nach der Richtung nachgiebiger Stellen.

Kocher unterscheidet drei Grade der Kommotion des Gehirns:

1. Reine Kommotion, mit bloß zirkulatorischen Störungen (momentaner Adiämorrhysis).
2. Kombination der Kommotion mit mikroskopischen disseminierten Quetschungen.
3. Kombination der Kommotion mit „ausgedehnten degenerativen Quetschungen".

Der durch reine Kommotion erzeugte Hirndruck verschwindet naturgemäß in kürzerer oder längerer Zeit. Er kann einige Zeit hindurch erhalten werden durch das Auftreten eines traumatischen Hirnödems; das gelegentliche Auftreten eines solchen wird von Büdinger, Anton u. a. beschrieben. Anton spricht allerdings von „allgemeiner Schwellung des Gehirns" nach Schädelerschütterung, unterstellt jedoch diesen Ausdruck dem Kapitel „traumatisches Hirnödem". Reichardt dagegen nimmt für das Auftreten von Hirnschwellung in seinem Sinne, also ohne Ausbildung echten Ödems, unter anderem auch eine gelegentliche traumatische Ätiologie (Schädelkontusion) an.

Eine dauernde Steigerung des Hirndruckes nach Traumen kann zustande kommen durch Hämorrhagien. Solche können sowohl aus Gefäßen der Hirnhäute als auch des Gehirns selbst an allen Orten und in allen Größen zur Beobachtung gelangen. Sie unterscheiden sich in ihrer mechanischen Wirkung bezüglich des Hirndruckes naturgemäß nicht von Blutungen anderer Ätiologie.

Weiterhin kann eine Raumbeengung im Schädelinnenraum nach Traumen zustande kommen durch das Eindringen von Fremdkörpern in denselben. Als „Fremdkörper" in diesem Sinne sind natürlich auch Knochenstücke, welche bei Schädelzertrümmerungen in das Gehirn getrieben oder bei intakt gebliebener Dura zwischen diese und das noch erhaltene Schädeldach geschoben werden, zu betrachten. Ebenso sind hierher die Impressionen des knöchernen Schädelgehäuses zu rechnen.

Gerade diese dem Gehirn und seinen Häuten „fremden" Körper sind es am häufigsten, welche nach schädelzertrümmernden Verletzungen zu einer dauernden Hirndrucksteigerung führen können. Seltener bleiben andere Fremdkörper im Schädelinnern stecken; eine Aufzählung der in dieser Hinsicht noch vorhandenen Möglichkeiten erübrigt sich und findet sich in den Lehrbüchern der forensischen Medizin. Hier sei nur gesagt, daß das Steckenbleiben von Projektilen aller Art im Schädelinnern in dem gegenwärtigen Kriege verhältnismäßig sehr selten vorkommt wegen der Rasanz der modernen Feuerwaffen. Dagegen sind aus demselben Grunde weitgehende Splitterungen des knöchernen Schädels und Eintreiben von Knochenstücken in die endokraniellen Weichteile sehr häufig.

Sekundäre Infektionen nach Schädeltraumen, welche das knöcherne Gehäuse verletzten, sind häufig.

Ihre Folgen bezüglich Hirndrucksteigerung sind naturgemäß dieselben, welche schon bei den entzündlichen Prozessen nicht traumatischen Ursprunges im Gehirn und seinen Häuten abgehandelt wurden. Hier wie dort kann es durch entzündliches Ödem, seröses und eitriges Exsudat, Abszedierung und Blutungen zu einer Volumenvermehrung des Schädelinhaltes und damit zu Hirndruckerscheinungen kommen oder können die vorhandenen noch gesteigert werden. Allerdings muß hier gesagt werden, daß starke allgemeine Hirndruckerscheinungen (besonders Stauungspapille, Vaguspuls, Brechreiz) bei den be regten Prozessen traumatischer Ätiologie oft spät und geringgradig auftreten oder fehlen können, weil durch die traumatische Eröffnung der Schädelkapsel häufig lange Zeit oder dauernd Gelegenheit zum Druckausgleich geschaffen ist.

Die chirurgische Behandlung des Hirndruckes nach traumatischer Hirnschädigung setzt nur dort ein, wo es sich um Zerstörung von Substanz handelt. Die Hirndruckerscheinungen nach einfacher Kommotion schwinden, falls Erholung überhaupt eintritt, in kürzerer oder längerer Zeit. Dauernde Hirndruckerscheinungen finden sich nach traumatischer Hirnschädigung wohl nur dort, wo sekundär Entzündung und Abszeßbildung auftreten oder große Blutungen vorhanden sind.

Die Behandlung des traumatischen Hirnabszesses ist im allgemeinen dieselbe, wie die des nichttraumatischen. Zur Entfernung von extra- oder intraduralen Hämatomen muß trepaniert werden, wodurch die Entleerung des Hämatoms und damit die radikale Beseitigung des durch dasselbe veranlaßten Hirndruckes ermöglicht wird. Intrazerebrale traumatische Blutungen sind chirurgisch meist nicht zugänglich.

d) Kritik der bisherigen Anschauungen über die Pathogenese des Hirnprolapses unter Berücksichtigung seiner Beziehungen zu den hirndrucksteigernden Erkrankungen.

Wie stellen sich nun die Ansichten der Autoren über die Pathogenese des Hirnprolapses zu den geltenden Anschauungen über den Hirndruck und über die Erkrankungen, welche einen solchen im Gefolge haben?

Wie in der kurzen zusammenfassenden Betrachtung der vorhandenen Literatur über den Hirnprolaps bereits hervorgehoben wurde, steht die Mehrzahl der Autoren auf dem Standpunkte, daß ein nach Eröffnung des Schädels und der Dura fortbestehender „Hirndruck" zum Prolabieren von Gehirnsubstanz führe, ohne daß bei dieser Anschauung zwischen primärem und sekundärem Prolaps ein Unterschied gemacht würde.

Es erscheint zunächst wichtig, hier noch einmal nachdrücklichst auf die Unterschiede hinzuweisen, welche zwischen diesen beiden Prozessen bestehen. Primärer und sekundärer Prolaps stimmen bezüglich ihrer Pathogenese eigentlich nur insofern überein, als sie am gleichen Orte, nämlich an einer Schädel-Duralücke, auftreten. Die weiteren pathologischen Bedingungen zu ihrer Entstehung sind jedoch grundverschiedene, wie bereits oben (S. 11) an der Hand einer physikalischen Erwägung dargetan wurde. Daß sich diese einschneidende Differenz der pathologischen Bedingungen auch anatomisch beweisen läßt, wird weiterhin gezeigt werden.   Ganz allgemein sei hier nur bemerkt: Wenn Gehirnsubstanz während einer Operation unmittelbar nach Eröffnung der Dura vorgedrängt wird, so daß ein primärer Hirnprolaps entsteht, so wird dies ohne weiteres als Beweis gelten dürfen, daß der Inhalt des Schädels unter erhöhtem Druck steht.   Dieser Druckzuwachs war stets durch einen pathologischen Prozeß hervorgerufen, welcher eine Volumvermehrung des Schädelinhaltes verursacht hat.   Ein Teil dieser Volumvermehrung wurde, wie oben angeführt, durch vermehrte Liquorresorption und Verdrängung von Blut und Liquor kompensiert.   Diese vitale Schutzvorkehrung ist jedoch nur begrenzt leistungsfähig.   Bei weiterem Volumzuwachs wird die Dura unter fortschreitend höhere Spannung versetzt, wie aus den Befunden prall gespannter Dura bei raumbeengenden Erkrankungen des Gehirns klar hervorgeht.   Diese straffe Haut ist immerhin etwas dehnbar; ihr elastischer Widerstand in rein physikalischem Sinne ist jedoch, entsprechend ihrer Straffheit, ein recht hoher.   Solange die Durakapsel allseitig geschlossen ist, muß sich ihr elastischer Widerstand als Druckkomponente zu dem herrschenden Hirndrucke addieren.

Wird nun die Dura an einer Stelle eröffnet, so entsteht hier sofort eine lokale Druckdifferenz im Sinne einer Druckerniedrigung.   Die eingeschlossene bewegliche Masse weicht nach der Richtung des geringeren Druckes aus, so lange, bis an allen Stellen des Innenraumes wieder der gleiche Druck herrscht, welcher niedriger ist als der vor der Eröffnung bestandene. Die Differenz zwischen atmosphärischem und Schädelinnendruck beträgt nun bei oben eröffnetem Schädel nach Grasheys Untersuchungen bei aufrechter Stellung am Schädeldach O, von da an bis zum Foramen magnum gleichmäßig zunehmend bis + 13 cm Wasser.   Auch die Druckkomponente, welche durch den elastischen Widerstand der geschlossenen Dura entstand, fällt nun weg.

Von dem Zeitpunkte an, in welchem die oben nach Grashey angeführten Druckverhältnisse eingetreten sind, ist volle „Dekompression" eingetreten und damit sind weitere Bedingungen zur Masseverdrängung nicht mehr vorhanden.   Weitere Vergrößerung des primären Hirnvorfalles während der Operation muß ihre Erklärung in dem physiologischen Wiedereinströmen von Blut und Lymphe in das vom Überdruck befreite Gehirn, weiterhin in dem Auftreten von pathologischen Bildungen (Ödem, Schwellung), also in einer Volumvermehrung des Schädelinhaltes, finden.

Kann nun das Volumen des Schädelinhaltes auf operativem Wege herabgesetzt werden etwa durch Entfernung eines Tumors, Entleerung eines Abszesses, Entfernung eines Fremdkörpers, Entleerung eines Hydrocephalus internus, so fallen alle Bedingungen für die Masseverdrängung weg und die verdrängte Masse muß rein physikalisch betrachtet der Elastizität und der Schwere nach in das Innere zurücktreten; vorausgesetzt natürlich, daß die Volumverringerung des Inhaltes gleich oder größer ist als die vorher verdrängte Masse.

Kann das Volumen des Schädelinhaltes operativ nicht verringert werden, oder doch nur um ein geringeres Quantum, als das Volumen der verdrängten Masse beträgt, so kann der Prolaps persistent bleiben.   Er muß es nicht, wie zahlreiche Erfahrungen zeigen.   Denn einerseits kann durch die Wiederkehr normaler Zirkulationsverhältnisse von Blut und Liquor im Schädelinnern, besonders durch die Wiedereröffnung normaler Zirkulationswege des Liquor an sich eine mehr weniger rasche Volumenverkleinerung des Inhaltes Platz greifen; andererseits wird durch die Trepanationslücke bei eröffneter Dura ein breiter Ausflußweg für etwa vorhandene vermehrte Flüssigkeitsmengen neu geschaffen und nach chirurgischer Erfahrung auch häufig als solcher benützt. In beiden Fällen ist Gelegenheit zum Zurücktreten der verdrängten Masse in das Schädelinnere gegeben.

Immerhin jedoch kommen persistierende primäre Hirnprolapse häufig zur Beobachtung; in diesen Fällen vergrößert sich die primär vorgedrängte Masse meist progredient, oft bis zu enormen Größen; die Deckung mit Weichteilen oder auch Knochen hält die Vergrößerung nicht hintan, wird sogar von vielen Seiten widerraten, da dadurch die Kapazität des Schädels begrenzt und damit bei weiterem Volumzuwachs neuerlich Gelegenheit zur Drucksteigerung gegeben wird.

Eine solche Vergrößerung der primär prolabierten Masse tritt häufig auch ein, wenn kein weiterer Volumzuwachs im Schädelinnern erfolgt, oder übertrifft einen solchen an Größe bedeutend. Dies weist darauf hin, daß das Wachstum im Prolaps selbst statt hat, eine Tatsache, welche von vielen Autoren festgestellt wurde. Das sekundäre Wachstum der primären Hirnprolapse darf nach den derzeitigen Kenntnissen auf entzündliche, entzündlich ödematöse und Schwellungsvorgänge im Prolaps selbst bezogen werden.

Nach dieser Darstellung erscheint es berechtigt, mit besonderer Betonung festzustellen, daß der primäre Hirnvorfall als ein zunächst rein passiver Vorgang aufzufassen ist, welcher einfachen physikalischen Gesetzen folgt und sich genau ebenso abspielen würde, wenn an Stelle der lebenden Gewebe leblose Substanz unter die gleichen physikalischen Bedingungen gestellt wäre.

Ganz anders liegen die Verhältnisse beim Spätprolaps, insonderheit bei dem mir zur Verfügung stehenden Material nach Schußverletzungen des Gehirns. Hier ist vor allem eine eröffnete Schädel-Durakapsel bereits vorhanden. Eine Steigerung des Gehirndruckes im physikalischen Sinne ist also von vornherein auszuschließen, da hier dauernd die von Grashey für die eröffnete Schädelkapsel festgestellten Druckverhältnisse vorliegen. Trotzdem sehen wir Tage, selbst Wochen nach der Operation oder Verletzung Substanz aus der Schädel-Duralücke sich vorwölben, jedoch niemals mit der Raschheit, wie beim primären Hirnvorfall. Die Vorwölbung erfolgt allmählich. Da nach obigem das Bestehen eines erhöhten Hirndruckes im physikalischen Sinne bei operativ oder traumatisch eröffnetem Schädel nicht gut denkbar ist, so erscheint es naheliegend, die Vorwölbung von Masse aus dem Schädelinnern auf einen Volumzuwachs des Inhaltes zurückzuführen, wie dies von mehreren Autoren auch geschehen ist. Ein solcher Volumzuwachs kann jedoch erst nach der Operation oder traumatischen Schädeleröffnung stattgehabt haben; wäre er bereits zur Zeit dieser Ereignisse vorhanden gewesen, so wären die Bedingungen zum primären Prolaps vorhanden gewesen und derselbe hätte erfolgen müssen.

Ein sekundärer Prolaps tritt aber erfahrungsgemäß häufig nach Geschehnissen auf, welche primär eine Volumenverminderung des Schädelinhaltes zur Folge haben; so nach Spaltung und Entleerung eines Hirnabszesses, in meinen Fällen nach Schußverletzungen des Gehirns, welche manchmal das Gehirnvolumen zunächst um ein immerhin recht beträchtliches Quantum verkleinert.

Tritt nun späterhin eine Volumvergrößerung ein, welche zum Vordringen von Substanz aus der Schädelduralücke führt, so muß ihre Ursache in vitalen Vorgängen gesucht werden, welche irgendwo in den in Betracht kommenden Gebieten vor sich gehen. Die Bedingungen für den sekundären Hirnprolaps sind nicht allein durch die primäre Erkrankung gegeben, wie die des primären Prolapses, sie entstehen erst im Verlaufe der Zeit, welche zwischen Schädelduraeröffnung und Prolapsentstehung liegt, daher durch aktive Lebensvorgänge.

Mit dieser Darstellung erscheint der prinzipielle Unterschied zwischen den beiden Prozessen, welcher nur von mehreren, nicht von allen Autoren durchgängig festgehalten wird, nochmals scharf gekennzeichnet.

Der primäre Hirnprolaps unterliegt, wie dargetan, primär so einfachen physikalischen Gesetzen, daß eine weitere Erörterung seiner pathologischen Bedingungen sich erübrigt.

Dagegen dürfte es von hohem Interesse sein, festzustellen, wie die vitalen Vorgänge, die zum sekundären Hirnprolaps führen, beschaffen sind und wo sie sich abspielen.

Wenn im weiteren von Hirnprolaps schlechtweg die Rede sein wird, so ist damit stets der sekundäre Hirnprolaps gemeint, welcher in vorliegender Arbeit weiterer spezieller Untersuchung zugeführt wurde.

Ferner wird zwischen sekundärem Erstprolaps und sekundärem wiedergewachsenen Prolaps unterschieden werden.

Unter sekundärem Erstprolaps verstehe ich dabei den erstmaligen Austritt von Gewebe aus einer Schädelduralücke, welcher unter den physikalischen Bedingungen eines Sekundärprolapses zustande gekommen ist. Der sekundäre wiedergewachsene Prolaps entsteht nach Abtragung des sekundären Erstprolapses durch neuerliches Austreten von Gewebe durch dieselbe vorhandene Schädelduralücke.

Nach Grasheys Feststellungen kann von einer Druckerhöhung im Schädelinneren, welche nach der Eröffnung des Schädels fortdauert, kaum gesprochen werden. Die von vielen Autoren geäußerte Ansicht, daß der sekundäre Hirnprolaps einer die Schädeleröffnung überdauernden Hirndrucksteigerung seine Entstehung verdanken, kann deshalb nicht zu Recht bestehen.

Sie wäre vielleicht dahin richtig zu stellen, daß ein Volumzuwachs des Schädelinhaltes, welcher nach der Trepanation erfolgt, vorliegt, der bei noch geschlossener Schädelkapsel zu Hirndruckerscheinungen führen muß. Für eine solche Auffassung sprechen auch die Meinungen verschiedener Autoren, daß „entzündliche und exsudative Prozesse den Hirndruck dauernd steigern". Es darf darauf hingewiesen werden, daß entzündliches Ödem, Schwellungen, Exsudation häufig recht beträchtliche Volumvergrößerung betroffener Organe oder Organteile verursachen.

Der Annahme einer Meningitis serosa als allgemein drucksteigernden Faktors und damit Ursache eines sekundären Hirnvorfalles kann schwerlich zugestimmt werden.

Einmal fehlt der anatomische Nachweis einer solchen; zweitens könnte die im Subarachnoidealraum sich ansammelnde Flüssigkeit aus den oben angeführten Gründen nur volumvergrößernd, nicht drucksteigernd im physikalischen Sinne wirken; drittens aber wird man annehmen dürfen, daß dann, wenn es zur Volumvergrößerung und Substanzverdrängung durch Vermehrung freier Flüssigkeit kommt, zunächst die leichter bewegliche flüssige Substanz Abfluß durch die Schädellücke sucht und findet; tatsächlich ist der dauernde Abfluß von Flüssigkeit durch eine Schädelduralücke oft ein enorm reichlicher, worauf u. a. Reichardt hinweist.

Bei der Annahme einer Meningitis serosa als Ursache eines sekundären Hirnprolapses könnte ferner noch auf den bei dieser Erkrankung fast stets zu beobachtenden Hydrocephalus internus als volumenvergrößernden Faktor hingewiesen werden.

Einerseits jedoch sind die Abflußbedingungen eines solchen bei offenem Schädel meist günstige; andererseits wäre dann der therapeutische Eingriff einer Ventrikelpunktion ein relativ einfaches und sicheres Mittel, um eine Volumenverkleinerung und damit ein Zurücktreten des Prolapses zu erzielen. Weder diese Operation, noch wiederholte Lumbalpunktionen, welche ja auch von dem Gesichtspunkte der Ermöglichung oder Verbesserung des Abflusses angesammelter Flüssigkeit vorgenommen werden, führen jedoch zu überzeugenden Erfolgen.

Die Annahme von D'Antona und Schifone, daß die entzündeten weichen Hirnhäute ihre stützende Kraft verlieren und so dem Austritt von Gehirn keinen Widerstand entgegensetzen können, setzt voraus, daß im normalen die stützende Kraft dieser Häute eine recht große ist. Dies ist experimentell meines Wissens nicht nachgewiesen; anderseits sehen wir bei den sogenannten Hirnhernien nach langdauernder Hirndrucksteigerung bei geschlossenem Schädel, daß sie mit weichen Hirnhäuten überzogen sind; in diesen Fällen sind also die weichen Hirnhäute mitverdrängt worden, trotzdem ihre stützende Kraft keine Schwächung durch Entzündung erlitten hat; diese Kraft dürfte daher im normalen kaum eine beträchtliche Höhe erreichen und sicher nicht imstande sein, dem Andrängen von verdrängter Masse Widerstand zu leisten.

Daß Ödem des Gehirns zur Volumzunahme desselben Anlaß gibt, oft in beträchtlichem Grade, erscheint ohne weiteres sicher. Ein nach der Schädelduraeröffnung auftretendes oder weiter fortschreitendes Hirnödem wäre also sehr wohl imstande, durch Volumenvergrößerung Masse durch die Öffnung nach außen zu drängen. Sein Bestehen müßte jedoch in jedem Falle symptomatisch oder pathologisch-anatomisch feststellbar sein. Auch hier wird bis zu einem gewissen Grade die Abflußmöglichkeit durch die Schädelduralücke in Rücksicht gezogen werden müssen, wenn auch natürlich die Bedingungen für die leichte Beweglichkeit der Flüssigkeit hier lange nicht in dem Maße günstige sind wie bei Flüssigkeitsansammlung im Subarachnoidealraume.

Allgemeine Hyperämie des Gehirns als Ursache eines sekundären Hirnvorfalles müßte ebenfalls symptomatisch oder anatomisch feststellbar sein. Übrigens könnte dieselbe nach Grasheys Untersuchungen bei offenem Schädel nicht konstant sein, sondern müßte bei Lagewechsel des Kranken Intensitätsschwankungen erleiden; denn die Blutgefäße werden bei aufrechter Stellung nunmehr durch den auf ihnen lastenden Druck von 13 cm Wasser verengt, bei horizontaler Lage erweitern sie sich infolge Absinkens des Druckes auf O. (Hierbei wird von aktiven vasomotorischen Einstellungsvorgängen zunächst vollkommen abgesehen.) Es müßte also innerhalb gewisser Grenzen möglich sein, durch Lagewechsel die Größe eines sekundären Hirnprolaps, wenigstens in frühen Stadien, zu verändern. Die Erfahrung lehrt nun, daß dies nur ganz ausnahmsweise der Fall ist.

Die Annahme von Reichardt, daß eine Hirnschwellung in seinem Sinne zu sekundärem Hirnprolaps führen könne, erscheint nicht bewiesen und zunächst auch schwer beweisbar. Denn Reichardt selbst stellt den Satz auf: „Erkennen aber kann man die Hirnschwellung nur durch Bestimmen der dem zu untersuchenden Gehirn zugehörigen Schädelkapazität".

Von mehreren Autoren (D'Antona, Schifone, Chipault, Reinking, Blegvad, Eschweiler und Cords) wird mehr weniger großes Gewicht auf die Entzündung gerade jenes Hirnteiles und seiner Häute gelegt, welcher unter der Schädelduralücke liegt. Die einer solchen Meningoenzephalitis bei der Entstehung des sekundären Hirnvorfalles zukommende Rolle wird nicht übereinstimmend bewertet, wie aus der Literaturübersicht ersichtlich ist. Sehr bemerkenswert sind für die Bewertung dieser enzephalitischen Komponente die Tierversuche von Schifone und besonders von Blegvad, welche dartun, daß es ohne Infektion oder wenigstens Reizung des freiliegenden Gehirns und seiner weichen Häute niemals zu dauerndem sekundären Prolaps kommt.

III. Eigene Untersuchungen über den Hirnvorfall.

Im gegenwärtigen Kriege konnte ich vier Fälle von sekundärem Hirnvorfall eingehend beobachten und reichlich Material für histologische Untersuchungen sammeln. Von besonderem Werte erscheint für die Beurteilung der gefundenen histologischen Bilder, daß das Material größtenteils durch Abtragung am Lebenden gewonnen wurde und sofort nach der Abtragung in die Härtungsflüssigkeit kam. Aus diesem Grunde darf von vornherein angenommen werden, daß postmortale Veränderungen nur in ganz geringem Maße in Betracht kommen können, was besonders für die histologische Feststellung, ob ödematöse Prozesse vorliegen oder nicht, von besonderer Bedeutung erscheint.

Der gegebene Zusammenhang zwischen klinischer Symptomatik, Beobachtung der Wachstumsverhältnisse der Hirnprolapse und histologischer Beurteilung derselben in einer Reihe von Fällen darf als wertvolle Gelegenheit angesehen werden, Aufschlüsse über das noch immer unklare Wesen der sekundären Hirnprolapse zu gewinnen.

Im folgenden sollen zunächst die Krankengeschichten der vier Fälle, soweit sie für die folgenden Untersuchungen interessieren, in Betracht kommen, auszugsweise mitgeteilt werden. Von den von mir beobachteten und untersuchten Hirnprolapsen standen drei in direktem Zusammenhang mit erlittenen Traumen (und zwar Tangentialschüssen des Schädels) insofern, als Masse aus der durch die Schädelzertrümmerung gebildeten und operativ erweiterten

Schädeldurallücke vordrang. Der vierte Fall wich hievon ab, indem der Schädel hier erst operativ eröffnet wurde, und zwar nicht an der Stelle des Traumas; bei diesem lagen also Verhältnisse vor, wie sie ähnlich in der Friedenspraxis zur Beobachtung kommen.

A. Krankengeschichten.

Krankengeschichtliche Daten.

Fall 1. L. S., 28 Jahre alt, Infanterist.

Aufnahme 20. IX. 1914, gestorben 29. X. 1914.

Diagnose: Abscessus cerebri (lob. front. sin.) post vulnus sclopet.

Schußverletzung des Schädels am 11. IX. 1914 durch Gewehrkugel. Einschuß 5 cm über der deutschen Horizontalen rechts, ungefähr in der Mitte zwischen Ohrachse und Augenwinkel, Ausschuß am linken Tuber frontale.

23. IX. 14. Aus der Ausschußwunde entleert sich spärlicher dünnflüssiger Eiter; bei ruhiger Rückenlage des Patienten pulsiert der Eiter in der Wunde. Der neurologische Befund ergab die Diagnose eines Abszesses im linken Stirnlappen.

23. IX. Trepanation am Ausschuß, Ausspülung des Schußkanales, Drainage, Eröffnung des Einschusses.

1. X. Beim Verbandwechsel zeigt sich ein etwa nußgroßer Hirnprolaps vom Stirnhirn ausgehend; derselbe wird abgetragen.

15. X. Operation: Die Trepanationsöffnung am linken Tuber front. wird erweitert; eine Eitersekretion nicht gefunden. Vom Einschuß aus wird eine bis zum Knochen reichende Spaltung in der Richtung gegen die Trepanationsöffnung gemacht. Es bleibt eine ca. 3 cm breite Hautbrücke erhalten. Drainage.

16. X. Das Gehirn ist an der Trepanationsöffnung prolabiert; im Drainrohr etwas Eiter.

17. X. Seit 14. X. fiebert Pat. bis 39,2, klagt über Schmerzen.

18. X. Seit 14. Fieber (38,7—38,8), Schmerz und Druckgefühl an der Kopfwunde.

19. X. Der Hirnprolaps ist verschwunden, statt dessen findet sich im Stirnhirn eine kinderfaustgroße Höhle. Puls 54. Während des Verbindens Ohnmacht. Kampfer. Augenbefund unverändert.

20. X. Es ist wieder ein Prolaps eingetreten. In der Mitte des Prolapses eine Öffnung, durch die man in eine Höhle gelangt. Spülung derselben mit Kollargol. Befinden subjektiv gut, keine Schmerzen.

22. X. Temp. 37,2. Puls 62, stark somnolent, nach der Spülung etwas freier.

25. X. Der Prolaps wurde abgetragen.

26. X. Pat. stark benommen; nach dem Verbandwechsel und der Spülung der Abszeßhöhle bedeutend freier.

27. X. Pat. stark benommen, Temperatur 39,2, plötzlich aufgetreten. Die neurologische Untersuchung ergab die Diagnose einer eitrigen Meningitis, möglicherweise eines Ventrikeldurchbruches.

29. X. Exitus letalis 9 Uhr 45 abends.

Obduktion: Im linken Stirnhirn eine apfelgroße Höhle, die Hirnsubstanz in der Umgebung derselben erweicht. Die Erweichung reicht bis an den Seitenventrikel heran und hier hat auch ein Durchbruch stattgefunden. Hydrocephalus acutus internus. Meningitis suppurativa.

Unter dem vermeintlichen Einschuß keinerlei Verletzung des Knochens und der Dura nachweisbar, so daß für die Wunde am Stirnbein nur die Annahme eines Streifschusses oder Gellers übrig bleibt.

Fall 2. Tr. F., 24 Jahre alt, Fähnrich.

Aufnahme 7. XI. 1914. Transferiert 20. I. 1915 an die Nervenklinik.

Diagnose: Vulnus sclopet. capitis. Abscessus cerebri (lob. temp. sin.).

Verletzung am 18. Oktober. Pat. war in mehreren Spitälern und lange Zeit auf dem Transport. Kann derzeit keine genauen Angaben machen (s. u.).

Einschuß: An der Kreuzungsstelle der oberen Horizontalen mit der Senkrechten auf den vorderen Gehörgangsrand.

Ausschuß: An der Kreuzungsstelle der oberen Horizontalen in der Linea mastoidea. Aus beiden Öffnungen quillt Eiter. In der Verbindungslinie ist ein Knochendefekt deutlich tastbar.

7. XI. Genaue Aufnahme des Nervenbefundes. Beiderseits deutliche Stauungspapille. Die Sprachstörungen (sensomotor. Aphasie) lassen einen Herd in der III. Schläfenwindung und gegen die Insel lokalisieren.

7. XI. Trepanation. Die Dura ist in der Verbindung beider Schußöffnungen zerfetzt und nekrotisch. Bei oberflächlichem Eingehen ins Gehirn entleert sich reichlich dickflüssiger Eiter, mit einzelnen Knochensplittern. Spülung der Abszeßhöhle mit Kollargol 1 : 20 000. Docht mit Kollargol. Bei der Spülung entleeren sich nekrotische Hirnteile. Allgemeinbefinden und Sensorium nach der Operation bedeutend besser.

8. XI. Verbandwechsel, Spülung.

9. XI. Morgens Schüttelfrost, danach 39,1.

10 Uhr vormittags. Neurologische Untersuchung: außer der mot. auch sens. Aphasie, Zunehmen der Apraxie. Es ist wahrscheinlich, daß der Abszeß weiter vorgeschritten ist. Stauungspapille: r. schwächer als am 7. XI., l. nicht zu untersuchen.

Verbandwechsel. Es entleert sich etwas Eiter. Spülung mit Kollargol, fördert wieder erweichte Gehirnfetzen heraus.

7 Uhr abends. Spülung. Abgang nekrotischer Gehirnfetzen.

10. XI. Spülung. Neurologischer Befund: Besserung des Allgemeinbefindens.

Stauungspapille beiderseits verschwunden, nur am rechten Auge ist der nasale Papillenrand etwas unscharf. Puls 100.

6 Uhr abends. Rückgang der motorischen Aphasie und der Stauungspapille.

11. XI. Es tritt ein geringgradiger Prolaps ein.

Beim Verbandwechsel werden aus dem Abszeß 4 Splitter der Tabula vitrea entfernt.

12. XI. Verbandwechsel, Spülung. Prolaps größer. Es hat sich ein zweiter, nach vorne führender Abszeß-Gang entwickelt. Fast kein Eiter.

13. XI. Verbandwechsel, Spülung. Entfernung von 4 Knochensplittern. Kein Eiter. Täglich Elektrargol intralumbal.

14. XI. Abtragung nekrotischer Stücke des Prolapses. Entfernung eines Knochensplitters. Verbandwechsel.

17. XI. Fieberfrei, keine Beschwerden.

18. XI. Morgens Schüttelfrost, hierauf 40°.

3 mal Erbrechen. Pat. klagt über starke Kopfschmerzen, ist aber nicht benommen. Operation.

18. XI. 1914, $^1/_2$12 Uhr vorm. Nach Lüftung des Verbandes zeigt sich ein nekrotischer Gehirnprolaps von etwa Hühnereigröße, mit schwärzlicher Oberfläche, welcher ringsum mit der Dura anscheinend fest verwachsen ist. Aus der Falte zwischen Prolaps und stehengebliebener äußerer Haut quillt Eiter. Der Prolaps wird bis ins anscheinend nicht nekrotisierende Gewebe abgetragen und stößt man dabei an zwei Stellen auf etwa kleinbohnengroße mit dickem gelbem Eiter gefüllte Abszesse. Im vorderen Anteil des Prolapses findet sich eine etwa 6 cm lange, gegen die basalen Ganglien und das Stirnhirn zu sich erstreckende röhrenförmige Höhle, aus welcher sich jedoch kein Eiter entleert. Blutung bei der Prolapsabtragung geringgradig. Kollargolspülung der Höhle. Verband.

In der Folge chirurgische Heilung des Patienten.

Fall 3. M. I. (Russe), 30 Jahre alt, verheiratet.

Aufnahme 2. I. 1915, gestorben 18. I. 1915.

Diagnose: Abscessus cerebri (lob. pariet. sin.).

Verletzung vor 3 Wochen. Auf dem linken Parietalhöcker 2 Querfinger von der Sagittallinie, 4 Finger über dem Ohre eine fast verheilte Wunde von einem Tangentialschusse mit tastbarer Knochenrinne, etwa 6 cm lang, 1 cm breit. Keine Reaktion, auch nicht auf Nadelstich. Tonus der Muskulatur an den oberen Extremitäten schlaff, Reflexe daselbst nicht auslösbar. Bauchdecken kahnförmig eingezogen. Auch an den unteren Extremitäten auffallend schwacher Muskeltonus. P. S. R. und A. S. R. beiderseits auslösbar. Keine Reflexdifferenzen. B. D. R. Kremasterreflex und Plantarreflex fehlend. Herzdämpfung fast bis zur Mamillarlinie verbreitert. Am l. Ton leises akzessorisches systolisches Geräusch.

Fundus: Rechte Papillengrenze vollkommen verwaschen. Papille gerötet, deutlich geschwellt. L. Papille verwaschen, Rötung nicht so deutlich.

Am 1. I. war Pat. bei Bewußtsein, klagte über starke Kopfschmerzen. Seit 10 Uhr (2. I.) bewußtlos.

2. I. Operation (Prof. v. Hacker).

Nach Ablösung der Kopfschwarte zeigt sich im Scheitelbein eine von neugebildetem Knochengewebe fast völlig ausgefüllte Rinne. Trepanation. Dura vorgewölbt stark gespannt, an der Stelle der Knochenrinne stark verdickt. Sehr geringe, fast fehlende Pulsation. Das Gehirn scheint unter der Dura stellenweise gelb durch. Punktion ergibt Eiter. Spaltung der Dura, Entleerung einer großen Menge gelbgrünen Eiters. Spülung mit Kochsalz, Drainage.

Nach Entleerung des Abszesses steigt der Puls auf 120, später 80, regelmäßig.

Pat. nach der Operation sehr unruhig, muß im Bett angebunden werden.

3. I. Nystagmus nach links. Pat. läßt unter sich und ist benommen. Lumbalpunktion ergibt klaren Liquor (zur Untersuchung auf die Nervenklinik). 15 ccm Elektrargol intra-lumbal.

4. I. 5 ccm Elektrargol intravenös. Pat. ist nicht benommen, läßt nicht mehr unter sich.

8. I. Es hat sich unter dem Verbande ein Hirnprolaps gebildet, welcher abgetragen wird.

10. I. Pat. nicht mehr inkontinent, antwortet auf Fragen sinngemäß.

11. I. Abtragung eines etwa apfelgroßen Hirnprolapses. Abends subjektive Besserung.

13. I. Verbandwechsel. Neuerlicher nußgroßer Prolaps, der abgetragen wird. Hirnabszeß. Kommunikation mit dem Seitenventrikel; es quillt auch Liq. cerebr. hervor.

16. I. Morgentemperatur 40. Patient reagiert nicht auf Anruf. Neuerlicher apfelgroßer Hirnprolaps. Abtragung.

17. I. Lumbalpunktion ergibt eitrigen Liquor.

18. I. Exitus.

19. I. Obduktion: In der rechten Hemisphäre ein altes Hämatom von der Größe einer Kinderfaust, daselbst kein Eiter sichtbar. Die Blutungshöhle steht mit dem Seitenventrikel in Verbindung. An der Basis, teilweise auch an der Konvexität, eitrige Meningitis.

Fall 4. Kl. M., 30 Jahre alt, verheiratet, Infanterist.
Aufnahme 18. II. 1915, gestorben 20. IV. 1915.
Diagnose: Abscessus cerebri (Lob. temp. dext.).

Pat. ist vor einigen Monaten durch einen Schuß in das Gesicht verletzt worden und hat dabei das rechte Auge eingebüßt. Er wurde am 18. II. als „Geisteskranker" aus einem Reservespitale auf die Nervenklinik überstellt.

Die neurologische Untersuchung ergab die Diagnose eines Abszesses im rechten Stirnhirn oder rechten Schläfelappen.

20. II. Operation in Lokalanästhesie.

Über dem rechten Stirnhirne wird ein etwa handtellergroßes Gebiet durch Umspritzung mit Braunscher Lösung anästhesiert und mit großen Nähten umstochen. Hierauf wird die Kopfschwarte in der Form eines rhombusähnlichen Lappens durchschnitten, wobei die laterale Seite des Rhombus als Basis des Lappens mit der übrigen Kopfhaut in Verbindung bleibt. Nach Durchtrennung und Abschiebung des Periostes entsprechend den Hautschnitten werden mit dem Handtrepan vier Löcher gebohrt, zwischen diesen der Knochen mit der Knochenzange durchtrennt und der Haut-Periost-Knochenlappen zurückgeschlagen. Dabei wölbt sich die Dura, durch das unter hohem Drucke stehende Hirn vorgedrängt, äußerst prall gespannt hervor. Nach Durchtrennung der Dura bildet sich ein etwa apfelgroßer Hirnprolaps aus. Nach Abstopfung des Prolapses gegen seine Umgebung durch Jodoformstreifchen wird das bläulich verfärbte matsche Stirnhirn in verschiedenen Richtungen punktiert, doch läßt sich nirgends Eiter aspirieren. Hierauf wird mit der Punktionsnadel in den rechten Seitenventrikel eingegangen und etwa $\frac{1}{2}$ Eprouvette des Liquors entleert. Verschluß der Dura. Einführung von zwei Jodoformgazestreifchen. Hautnaht. Durchtrennung der Umstechungsfäden.

Der Puls war vor der Operation 80.

Während der Operation mußte Adrenalin und Digalen (intravenös) gegeben werden. Nach der Operation Puls klein, irregulär, 120. Bessert sich wesentlich auf 800,0 physiol. Kochsalzlösung.

1. III. Wiederholte neurologische Untersuchung und Beobachtung ergaben mit größter Wahrscheinlichkeit die Lokalisation des Abszesses im rechten Schläfelappen.

4. III. Operation. Nach Umspritzung des seinerzeit angelegten, primär verheilten Lappens sowie Umstechung des Operationsgebietes wird der Lappen stumpf losgelöst und zurückgeschlagen. Dabei zeigt sich, daß der vordere Teil der Duranaht sowie ein mehrere Zentimeter langes Stück des parallelen hinteren Anteiles derselben offen ist und durch die Lücke Gewebe hervorgequollen ist. Hierauf wird durch die Dura hindurch der Schläfenlappen nach verschiedenen Richtungen ohne Erfolg punktiert. Der Hirnprolaps an der vorderen Duranaht (etwa kirschgroß) wird abgetragen und der Lappen durch Nähte fixiert.

6. III. Verbandwechsel. Entfernung der Umstechungen.

13. III. Randpartien nekrotisch, sezernierend.

19. III. Auffallende Bradykardie (66 statt 86—96!). Sensorium getrübt. Patient nicht ansprechbar.

Beim Verbandwechsel ist in der vorderen medialen Ecke des Lappens eine weiche, fluktuierende Masse nachweisbar, die sich als Hirnprolaps erweist.

Täglicher Verbandwechsel.

27. III. Operation mit Lokalanästhesie. Nach Lokalisierung des Gyrus angularis rechts mit dem Kraniometer, Anästhesierung und Umstechung des Operationsgebietes wird mit dem Handtrepan ein Loch in den Schädel gebohrt und hierauf nach allen Richtungen ohne Ergebnis punktiert. Hierauf wird der bei der ersten Operation gebildete Hautmuskelperiostknochenlappen neuerlich freigelegt, wobei sich im vorderen medialen Winkel desselben ein Hirnprolaps von $^1/_2$ Taubeneigröße zeigt, der dem am 19. III. festgestellten Prolaps entspricht und abgetragen wird. Im hinteren lateralen Anteile des Lappens zwei Ligatureiterungen. Das Gehirn pulsiert im Bereiche des ganzen Lappens nicht. Die Dura ist in den zentralen Anteilen bläulich verfärbt. Punktion des Stirn- und Schläfenhirnes, ohne daß ein Eiterherd gefunden werden kann. Bei der Punktion wird auch der Seitenventrikel getroffen, aus dem einige Kubikzentimeter Liquor mit der Punktionsspritze aspiriert werden. Die neue Trepanationswunde wurde primär verschlossen. Der neuerlich freigemachte Lappen wird mit wenigen Nähten fixiert.

2. IV. Kirschgroßer Hirnprolaps, Abtragung.

8. IV. Aus der Wunde fließt reichlich Liquor.

18. IV. Pneumonie.

20. IV. Exitus.

Obduktionsbefund: Rechts faustgroßer Schläfelappenabszeß, kirschgroßer Abszeß am Operculum — Schrapnellkugel an der vorderen Felsenbeinwand rechts.

Zur besseren Übersicht seien aus den Krankengeschichten hier nochmals kurz diejenigen Daten hervorgehoben, welche sich auf das verarbeitete histologische Material beziehen.

Fall 1. L. Tangentialschuß des Schädels mit Knochenzertrümmerung, Hirnabszeß. I. Operation 23. IX. 1914. Prolaps zum erstenmal beobachtet 28. IX. Prolaps abgetragen 1. X. II. Operation 15. X. Prolaps neuerlich aufgetreten 16. X. Spontanes Verschwinden des Prolapses 18. X. Prolaps neuerlich aufgetreten 20. X. Prolaps abgetragen 25. X.

Fall 2. Tr. Tangentialschuß des Schädels mit Knochenzertrümmerung, Hirnabszeß. Operation 7. XI. 1914. Prolaps aufgetreten 11. XI. Prolaps teilweise abgetragen 13. XI. Vergrößerter Prolaps teilweise abgetragen 14. XI. Vergrößerter Prolaps teilweise abgetragen 17. XI. Vergrößerter Prolaps abgetragen 18. XI.

Fall 3. M. Tangentialschuß des Schädels mit Knochenzertrümmerung, Hirnabszeß. Operation 2. I. 1915. Prolaps zum erstenmal beobachtet und teilweise abgetragen 8. I. Vergrößerter Prolaps teilweise abgetragen 11. I. Vergrößerter Prolaps teilweise abgetragen 16. I.

Fall 4. K. Schuß in das rechte Auge, Abszeß des rechten Schläfelappens. I. Operation 20. II. 1915. II. Operation und Abtragung des Prolapses 4. III. III. Operation und Abtragung des neuerlich aufgetretenen Prolapses 27. III. Neugebildeter Prolaps abgetragen 2. IV.

Der Prolaps war nicht in der Gegend des Abszesses, sondern an der Konvexität des rechten Stirnhirnes entstanden, welches bei der ersten Operation freigelegt worden war.

In den drei ersten Fällen, in denen traumatische Hirnzertrümmerung direkt mit Abszeßbildung und Prolaps räumlich zusammenhingen, wurde also der Hirnvorfall 5, 4 und 6 Tage nach der operativen Wundtoilette zum erstenmal beobachtet; im vierten Fall, in dem der Hautperiostknochenlappen nach jeder Operation wieder aufgelegt und die Dura fast völlig vernäht worden war, kam der Prolaps nach 12 Tagen, zum zweitenmal, neuerlich gewachsen, nach weiteren 13 Tagen, dann nach weiteren 6 Tagen zur Beobachtung.

B. Anatomisches Material.

Konservierung.

Methodisches.

Das mir zur Verfügung gestellte Material wurde zum allergrößten Teil in Formol (10%) fixiert, und zwar so, daß es sofort nach der Abtragung ohne vorherige Abspülung in die Fixierungsflüssigkeit übertragen wurde. Wie schon oben gesagt, erscheint dieses Verfahren deshalb wertvoll, weil hierdurch das Auftreten von postmortalen Veränderungen in den untersuchten Geweben nahezu ausgeschlossen erscheint oder wenigstens auf ein Mindestmaß reduziert wird.

Durch die Verwendung von 10% Formollösung als Härtungsmittel wurden fernerhin die Veränderungen des Materiales nach Möglichkeit gering gestaltet. Denn nach den Untersuchungen Donaldsons (99) ist das Gewicht des in Formol fixierten Gehirns nach 90 Tagen um $1,5\%$, nach 150 Tagen und weiterhin nur um 1% größer als im unfixierten Zustande; dagegen betragen die Gewichtszunahmen in den gleichen Zeiten in 5% Formol 9% bzw. 7%, in 1% Formol 23% bzw. 22%. In Alkohol von 96% dagegen schrumpft das Gehirn in 90 Tagen um 31% seines früheren Gewichtes. Es erfolgt also in Formollösungen eine Flüssigkeitsaufnahme, in Alkohol eine Abgabe solcher; diese unvermeidlichen Veränderungen sind in 10% Formollösung am geringsten.

Da es bei den vorliegenden Untersuchungen zum großen Teil auf die histologische Feststellung ankam, ob das Material ödematös sei oder nicht, erscheint der Umstand möglichst geringer Veränderung des Flüssigkeitsgehaltes der untersuchten Gewebe von hoher Wichtigkeit.

Von einem ganz geringen Teile des zur Verfügung stehenden Materials wurden zwecks Vornahme besonderer Färbemethoden (Bielschowsky) sofort nach der Abtragung ohne vorherige Fixierung Gefrierschnitte angefertigt.

Einbettung.

Das Material wurde zum Teil in Paraffin, zum Teil in Zelloidin eingebettet, um verschiedene Färbemethoden zur Darstellung möglichst aller vorhandenen Gewebselemente zu ermöglichen.

Weiterhin kam die Gefriermethode an frischem und an Formolmaterial zu ausgedehnter Anwendung.

Durch die parallele Anwendung dieser drei Verfahren wurde unter anderem die Möglichkeit einer ausreichenden Beurteilung der physikalischen Gewebsverhältnisse gewährleistet. Denn während bei den beiden ersten Methoden Veränderungen des Flüssigkeitsgehaltes der Gewebe infolge der Alkoholbehandlung unvermeidlich sind, fällt dieser Umstand bei der Gefriermethode weniger ins Gewicht. Es mußte also durch Vergleich der nach den verschiedenen Verfahren hergestellten Schnitte möglich sein, annähernd beurteilen zu können, ob eine physikalische Veränderung (Quellung, Schrumpfung) des Gewebes oder seiner Teile in vivo entstanden war oder ob sie ihre Entstehung der histologischen Bearbeitung verdankte.

Färbemethoden.

Zur Darstellung der verschiedenen Gewebselemente kamen folgende Färbungen zur Anwendung:

1. Die gebräuchliche Hämatoxylin-Eosinfärbung an Paraffinschnitten zur Herstellung von Übersichtspräparaten.
2. Die van Giesonsche Färbung nach vorheriger Färbung der Kerne mit Eisenhämatoxylin an Paraffinschnitten nach den Angaben Schmorls. Durch Anwendung dieser Färbung gelingt es, außer den bindegewebigen Elementen (rot, rotgelb) auch die feinere Struktur einer überwiegenden Anzahl von Kernen (braunschwarz) darzustellen.
3. Die modifizierte Weigertsche Markscheidenfärbung an Zelloidinschnitten zwecks Studiums der einschlägigen Verhältnisse an diesen Elementen.
4. Die Silberimprägnation der Neurofibrillen nach Bielschowsky an frischen Gefrierschnitten.
5. Die Sublimat-Goldreaktion der Neuroglia nach Ramòny Cajal (100) an Formolgefrierschnitten. Da diese Methode in menschlicher Großhirnrinde sowohl die zelligen als auch die faserigen Elemente der Neuroglia elektiv darstellt und dabei sehr konstante Resultate gibt, erscheint sie zur Untersuchung der gliösen Elemente in Großhirnprolapsen besonders geeignet.
6. Die Fischer-Herxheimersche Fettreaktion an Formolgefrierschnitten, welche nach den Untersuchungen von Merzbacher (101) zur Darstellung der Abräumzellen im Zentralnervensystem vorzüglich geeignet erscheint.

Im folgenden sollen zunächst die Aufschlüsse, welche jede Färbemethode für sich über die Struktur der untersuchten Gewebe und ihrer Elemente in den einzelnen Präparaten ergeben hat, nach den darüber aufgenommenen Untersuchungsprotokollen zusammenhängend dargestellt werden. Weiterhin wird

es möglich sein, unter Berücksichtigung der Ergebnisse aller zur Anwendung
gekommenen Färbungen, die histologischen Verhältnisse der Gewebe und ihrer
einzelnen Elemente nach zahlreichen Richtungen hin zu beurteilen.

Hierzu muß noch folgendes festgestellt werden:

Bei der Art des untersuchten anatomischen Materiales war von vornherein
nicht zu erwarten, jeweils durchaus einheitliche histologische Bilder zu erhalten.
Mußte es sich hier doch um oft stark traumatisch geschädigtes, wahrscheinlich
entzündlich verändertes und zum Teil vielleicht nekrotisches Gewebe handeln,
dessen histologische Beurteilung noch dadurch erschwert wurde, daß wahrscheinlich nicht einmal in allen Teilen eines und desselben Prolapses gleichweit
vorgeschrittene pathologische Veränderungen vorlagen.

Diese Annahme wurde jedoch nur zum Teil bestätigt. Es konnte immerhin
festgestellt werden, daß in dem zeitlich gegliederten Material jeweils bestimmte
Veränderungen der Blutgefäße und gewisse Zellformen vorherrschend gefunden
werden, so daß sich eine gewisse durch die Dauer des Prozesses bestimmte
Gesetzmäßigkeit der Bilder nach den vorherrschenden pathologischen Gewebs-
elementen ergab.

Zum leichteren Verständnis für den Leser sollen in der zusammenfassenden
Beschreibung hauptsächlich jene Gewebselemente besonders erwähnt werden,
deren vorwiegendes Vorkommen für das Alter der untersuchten Prolapse cha-
rakteristisch zu sein scheint.

C. Befunde und Ergebnisse am anatomischen Material mittels der einzelnen Färbemethoden.

1. Hämatoxylin-Eosinfärbung.

a) Hirnprolapse am Orte der durch direkte Schußverletzung erfolgten Hirnzertrümmerung. (Tafel 1—8.)

In sämtlichen Hämatoxylineosinpräparaten, welche aus se k u n d ä r e n
E r s t p r o l a p s e n angefertigt wurden, fallen zunächst die außerordentlich hochgradigen pathologischen Erscheinungen an den Blutgefäßen auf.

In allen Fällen findet sich eine wesentliche, zum Teil höchstgradige V e r-
m e h r u n g der **Blutgefäße** mit den Kennzeichen der G e f ä ß n e u b i l d u n g.

Die meisten dieser Gefäße sind in der ersten Zeit der Veränderungen
von kleinem und kleinstem Kaliber; die Struktur der Wand, welche in der
überwiegenden Anzahl aus einer einzigen Schicht von Zellen besteht, ermöglicht ihre Zurechnung zu den Kapillaren. An längsgetroffenen Gefäßen zeigt
sich häufig beginnende Sprossenbildung. Insbesondere entsenden auch piale
Gefäße massenhaft Sprossen in das darunter liegende Gewebe.

Das Studium der Schnitte aus dem zu verschiedenen aneinander folgenden Zeitpunkten entnommenen Material zeigt, daß weitere Veränderungen an
den neugebildeten Gefäßen nach zwei Richtungen hin auftreten, indem sich
progressive und regressive Bildungen einstellen.

Es finden sich in nach der ersten Abtragung wieder ge-
w a c h s e n e n Prolapsen Stellen, an welchen die Neubildung von Kapillaren
geradezu exzessive Ausdehnung erreicht hat. Gefäß liegt an Gefäß, alle Gefäß-

wände sind einschichtig. Es resultieren Bilder, welche an hämangiomatöse Geschwülste erinnern.

Die Lumina solcher neugebildeter Kapillaren sind in diesen Stadien häufig um ein Vielfaches größer als bei der Gefäßneubildung in den ersten Stadien, während hier wie dort die Wand aus einer einzigen Zellschicht besteht.

Daneben finden sich in solchen Stadien Blutgefäße mit verdickten Wänden und die Genese dieses Prozesses läßt sich oft schön verfolgen. An einzelnen Gefäßen setzt die Wandverdickung eben an einer mehr weniger ausgedehnten Partie der Zirkumferenz ein, daneben finden sich im gleichen Präparate Gefäße mit hochgradiger zwiebelschalenartiger Anlagerung von zelligen Elementen und zwar ausschließlich jungen und älteren Bindegewebszellen.

Schließlich entstehen Bilder, in welchen ein hochgradiges Mißverhältnis zwischen großer Wanddicke und kleinem Gefäßlumen besteht.

Mit solchen progressiven gehen regressive Veränderungen der zuerst neugebildeten Blutgefäße einher: Zunächst finden sich in Partien mit exzessiver Kapillarneubildung relativ häufig Kapillaren mit eingerissenen Wänden, was auf eine allmählich eintretende größere Nachgiebigkeit der Wand bezogen werden darf. Weiterhin treten — mehr vereinzelt — kleinere und größere wandständige Thromben in einzelnen Blutgefäßen auf, welche bald beginnende, bald mehr vorgeschrittene Organisation zeigen. Endlich findet man in den nach der Abtragung durch einige Tage wiedergewachsenen Prolapsen Zellhaufen, welche nach ihrer Gestalt und scharfen Begrenzung als aus früheren Blutgefäßen entstanden angesprochen werden müssen. Sie bestehen aus großen sukkulenten Zellen, zwischen denen nach allen Richtungen hin Bindegewebsbalken ziehen. Eigentliche Spindelzellen sind in ihnen selten, vielmehr gleichen die zelligen Elemente vollkommen gewucherten Endothel- und Adventitiazellen (Hartmann (108) u. a.), wie durch Vergleich mit nicht obliterierten Gefäßen im gleichen Präparat leicht festgestellt werden kann. Im Zentrum solcher Zellhaufen zeigt sich oft noch eine kleine Lücke von unregelmäßiger Gestalt, manchmal von feinen Bindegewebsfasern durchzogen, der Rest des früheren Gefäßlumens.

In den sekundären Erstprolapsen — so sollen der Kürze halber die Prolapse bezeichnet werden, welche im Anschluß an die Operationen entstanden sind, zum Unterschied von nachgewachsenen Prolapsen — weisen sämtliche Präparate stürmische entzündliche Reaktionen im **perivaskulären Gewebe auf**. Aus sämtlichen Blutgefäßen ohne Unterschied ihrer Größe findet lebhafteste Auswanderung von weißen Blutelementen, und zwar in diesem Stadium vorwiegend von Rundzellen statt. Dieselben bilden massige und ziemlich ausgedehnte Gefäßhöschen, welche bei nahe aneinanderliegenden Gefäßen häufig ineinanderfließen. Aber auch im gesamten übrigen Gewebe sind Rundzellen anzutreffen, allerdings weit spärlicher als um die Blutgefäße.

Auch die Gefäße der Pia und ihre Sprossen in das darunter liegende Gewebe weisen lebhafteste Zellauswanderung auf, die hier sowohl aus Rundzellen als auch aus polynukleären Leukozyten besteht.

Weiterhin treten in dieser Zeit auch Erythrozyten in oft großer Menge durch die entzündlich veränderten Gefäßwände und bilden massenhaft größere und kleinere Diapedesen weithin im Gewebe.

In älteren, wiedergewachsenen Prolapsen verändert sich das Bild entzündlicher zelliger Infiltration etwas. Die weißen Blutelemente liegen nicht mehr gehäuft nur in unmittelbarer Umgebung der Blutgefäße; ihre Wanderung hat sich weiterhin in das Gewebe fortgesetzt und es finden sich jetzt fast kompakte Leukozytenmassen, in welchen eine Grundsubstanz oder Zellen anderer Art nicht mehr zu erkennen sind. In solchen Leukozytenhaufen herrschen aber nunmehr polynukleäre Elemente vor, Rundzellen sind weniger häufig vorhanden.

Neben solchen Haufen von Leukozyten liegen Gewebspartien, welche sehr wenig weiße Blutelemente enthalten. Die Blutgefäße selbst, welche in diesem Stadium bereits die oben beschriebenen progressiven und regressiven Veränderungen zeigen, besitzen nur mehr da und dort und dann nur spärliche und rudimentäre Rundzellhöschen. Daneben treten auch polynukleäre Leukozyten in der unmittelbaren Umgebung der Gefäße auf, jedoch lange nicht so häufig wie im früheren Stadium Rundzellen.

Diapedesen von roten Blutkörperchen sind auch hier durchwegs häufig, daneben finden sich aber auch massige per rhexin entstandene Blutungen, welche das umliegende Gewebe zerstören. Oft lassen sich eine oder mehrere stark erweiterte Kapillaren finden, deren eingerissene Wand den Entstehungsort einer solchen Blutung erkennen läßt.

Beim Studium der oben beschriebenen Leukozytenhaufen in den verschiedenen Fällen zeigen sich sehr bald beginnende und vorgeschrittene regressive Veränderungen. Es treten Kerntrümmer in Erscheinung, deren Zugehörigkeit nicht mehr näher zu bestimmen ist; in Endstadien solcher Prozesse findet man mit der in Rede stehenden Färbemethode nur mehr eine abgegrenzte bläulichrote homogene Masse, in welcher stark blau gefärbte Kerntrümmer, vielleicht auch einige eben noch erkennbare degenerierte weiße Blutkörperchen vorkommen.

Auch die aus den Gefäßen getretenen Erythrozyten zeigen rasche regressive Veränderungen, indem sie sich zunächst mit Eosin weniger gut färben und Veränderungen ihrer Gestalt in Form von Schrumpfung und Zerfall aufweisen. Stäubchen und Häufchen von Pigment, welche in solchen Präparaten vorhanden sind, dürfen als Beweis dafür aufgefaßt werden, daß Blutfarbstoff aus zerfallenen Erythrozyten frei geworden ist.

Von Wichtigkeit erscheint die Beobachtung, daß an den neugebildeten Gefäßen in den sekundären Erstprolapsen perivaskuläre Lymphräume fast nirgends zu sehen sind. Das umgebende Gewebe liegt der Gefäßwand fast sämtlicher Blutgefäße fest an. In Präparaten aus älteren wiedergewachsenen Prolapsen zeigen sich an verhältnismäßig wenigen Gefäßen perivaskuläre Lymphräume, welche aber niemals leer angetroffen werden. Sie sind stets von Leukozyten, gewucherten Adventitiazellen, Körnchenzellen, jungem Bindegewebe dicht erfüllt.

Da einerseits die Erweiterung der perivaskulären und adventitiellen Lymphräume als histologischer Beweis für das Vorhandensein von Ödem der Gehirnsubstanz angesehen (Anton, Léwy u. a. m.), andererseits der Hirnprolaps von vielen Autoren als ödematös bedingte Bildung aufgefaßt wird, so erscheint diese Feststellung mit von Wichtigkeit für die später zu entwickelnden Anschauungen über das Wesen des sekundären Hirnprolapses.

Die Struktur der **Grundsubstanz** der untersuchten Gewebe weist dort, wo eine Grundsubstanz überhaupt erkennbar ist, ziemlich einheitlichen Bau auf. Dort, wo das Gewebe durch die vorhandenen zelligen Elemente noch deutlich als wenn auch schon pathologisch verändertes Gehirn zu erkennen ist, findet sich ein feines engmaschiges Retikulum von Fasern; mittelhäufig sind in demselben kleine oder etwas größere Hohlräume vorhanden, in denen verschieden geformte Zellkerne ohne deutlichen Protoplasmaleib und krümmelige Detritusmassen liegen.

Auch in Präparaten, in welchen die dem Zentralnervensystem zugehörigen Zellelemente bereits stark vermindert oder ganz verschwunden sind, ist die Grundsubstanz fein retikulär. An einzelnen Stellen, welche jedoch durchaus in der Minderheit und von kleinem Umfang sind, ist die feste Fügung der Fasern aufgelockert. Es bestehen dort dann größere Maschen, in denen ab und zu einzelne Zellelemente verschiedener Zugehörigkeit liegen.

Es konnte nicht festgestellt werden, daß die Zahl oder Ausdehnung solcher aufgelockerter Stellen in den Präparaten in einem Zusammenhang mit den Wachstumsverhältnissen der Prolapse steht; sowohl in Erstprolapsen, wie auch in nachgewachsenen älteren finden sie sich ohne Regel der Häufigkeit und Größe.

Es versteht sich, daß eine Beurteilung der Struktur der Grundsubstanz nur dort möglich ist, wo eigentliche Gewebselemente noch nachzuweisen sind. In allen untersuchten Präparaten sind jedoch Blutungen, dichte Haufen von Leukozyten und nekrotische Partien vorhanden, die die Struktur des eigentlichen Gewebes überdecken oder zerstört haben.

Außer den bereits erwähnten Blutelementen sind in den mit Hämatoxylin-Eosin gefärbten Präparaten meines Materiales noch eine Reihe von **Zellen** anderer Art vorhanden. Auch sie können naturgemäß nur dort gefunden und beschrieben werden, wo nicht durch einen der oben erwähnten Prozesse eine Zellart alle übrigen Gewebselemente verdrängt oder zerstört hat.

In den untersuchten Erstprolapsen, in welchen Gehirnsubstanz noch ungefähr zu erkennen ist, sind dem Zentralnervensystem zugehörige Zellen noch häufig zu finden. Ganglienzellen finden sich allerdings nur mehr vereinzelt und auch diese wenigen befinden sich bereits in einem weit vorgeschrittenen Degenerationsstadium. Dagegen sind noch zahlreiche Gliazellen zu identifizieren, jedoch ebenfalls bereits weitgehend verändert: Einerseits zeigen sich Gliazellen in stark geschwollenem Zustand mit großem, unregelmäßig polygonalem Protoplasmaleib und intensiv granuliertem Kern mit meist einem, seltener zwei Kernkörperchen. Andererseits liegen derartige Kerne ohne sichtbaren Protoplasmasaum innerhalb von kleinen runden Hohlräumen im Gewebe, welche außerdem nur noch Detrituskrümmel enthalten. Die letzteren Formen zeigen oft eine ganz intensiv blau gefärbte Granula. Sie stellen offenbar bereits Übergänge zu gliogenen Abräumzellen (Merzbacher) von Körnchenzellentypus dar.

Auch die Bildung oder Auswanderung zahlreicher Abräumzellen aus Blutgefäßen (histiogene Abräumzellen) läßt sich deutlich verfolgen. Sowohl Endothel- als auch Adventitiazellen der Blutgefäße befinden sich in lebhafter Schwellung und es finden sich besonders unter den letzteren zahlreiche Formen, welche bereits Körnchenzellentypus angenommen haben. Solche Zellformen liegen teils noch in der Gefäßwand größerer Gefäße, teils haben sie dieselbe bereits verlassen, oder stehen nur mehr in lockerem Zusammenhang mit ihr.

Endlich finden sich Abräumzellen von ausgebildetem Körnchenzelltypus auch allenthalben frei im Gewebe.

Epitheloide Formen der Abräumzellen sind in diesem Stadium sehr selten und ganz vereinzelt.

Fibroblasten sind nur in den oft verdickten Wänden der pialen Gefäße reichlich zu sehen. In den neugebildeten Gefäßsprossen und Kapillaren finden sie sich nur sehr spärlich, gar nicht im noch vorhandenen Hirngewebe.

In anderen Stellen von Erstprolapsen, in welchen die Zerstörung des primär vorhandenen Gewebes bereits weiter vorgeschritten ist, zeigen sich als Gliaelemente erkennbare Zellen bereits viel seltener und Ganglienzellen kommen nahezu gar nicht mehr vor. Dagegen sind hier Körnchenzellformen reichlich vertreten und treten epitheloide Zelltypen stellenweise gehäuft in Erscheinung.

Weiterhin finden sich in solchen Stadien bereits reichlich junge Bindegewebszellen in entzündlich weniger infiltrierten Gebieten der Präparate.

Derartige Bilder sind in Präparaten zu sehen, in welchen bereits regressive Gefäßveränderungen, insbesondere Thrombosen, auftreten.

In späteren Stadien solcher Prolapse, etwa vom 7. Tag, überwiegen bereits Gebiete, in welchen dem Nervensystem entstammende Zellformen nicht mehr mit Sicherheit festzustellen sind. Auch die Körnchenzellformen der Abräumzellen werden seltener.

Dagegen treten jetzt gehäuft epitheloide Zellen auf; dieselben zeigen auch vielfach Bilder amitotischer Zellteilung, was als Hinweis auf lebhafte Proliferation dieser Zellen gedeutet werden darf.

Die Schwellung und Auswanderung von adventitiellen Zellen aus den Blutgefäßen kann zu dieser Zeit kaum mehr beobachtet werden.

Die Wände der Blutgefäße selbst sind nunmehr häufig schon stark verdickt, in ihnen finden sich massenhaft junge Bindegewebselemente.

Vom 10. Tag des Prozesses an etwa beginnen an vielen Stellen der Präparate solche junge Bindegewebszellen das Bild zu beherrschen; sie finden sich sowohl in den Wänden der Blutgefäße, dort oft groß und sehr sukkulent, als auch frei im Gewebe, oft in ganzen Zügen, welche parallel oder in verschiedenen Richtungen zu einander verlaufen.

Körnchenzellen- und epitheloide Formen werden nunmehr nicht mehr so häufig getroffen wie in früheren Stadien.

Zu dieser Zeit hat auch schon die entzündliche Auswanderung von Leukozyten aus den Gefäßen geringeres Ausmaß angenommen. Es sind die oben beschriebenen kompakten Anhäufungen von vorwiegend Polynukleären zu finden, welche bereits häufig starke regressive Veränderungen zeigen.

Zellen, welche dem Zentralnervensystem zugehören, sind in solchen Stadien überhaupt nicht mehr vorhanden.

b) Hirnprolaps nach aseptischer Trepanation über lokal gesundem Gehirn.
(Tafel 8—10.)

Das Material dieser Art stand mir aus verständlichen äußeren Gründen nicht in so reichlichem Ausmaße und zeitlicher Kontinuität zur Verfügung wie Hirnprolapse nach Schußverletzungen und nachfolgenden Schädeloperationen. Der untersuchte sekundäre Erstprolaps nach aseptischer Trepanation über lokal gesundem Gehirn wird mit Rücksicht auf die Länge der Zeit zwischen 1. Operation und Abtragung des Prolapses bei der 2. Operation bereits als ein spätes Stadium des in Rede stehenden pathologischen Prozesses angesehen werden müssen.

In diesem Stadium — 12 Tage post operationem — sind in dem untersuchten Präparat zwei histologisch deutlich voneinander verschiedene Gewebsarten zu sehen: die eine besteht aus veränderter, aber nach Struktur und Zellformen sicher erkennbarer Gehirnsubstanz, die zweite ist besonders charakterisiert durch reichlichstes Vorkommen von Blutgefäßen. Beide Gewebsarten sind nicht ganz scharf voneinander getrennt, es finden sich wechselseitig Inseln von dem einen histologischen Typus in der anderen Gewebsform.

Die in der Hirnsubstanz vorhandenen — etwas vermehrten — **Blutgefäße** zeigen teils progressive, teils regressive, jedoch nicht stürmische Veränderungen: An einigen Gefäßen sind Endothel- und besonders Adventitiazellen etwas gewuchert, letztere weisen zum Teil die oben beschriebenen Übergänge zu gekörnten Abräumzellen auf. Ziemlich häufig finden sich Gefäßsprossen in Form feinster Kapillaren. Eine Auswanderung von weißen Blutelementen aus den Gefäßen findet sich nur ganz vereinzelt und in sehr geringem Ausmaße.

An regressiven Veränderungen der Blutgefäße sind vorhanden: Vereinzelte kreisrunde Hohlräume, in welchen Blutkörperchen in nicht sehr großer Anzahl liegen; die Form und Größe entspricht genau der von erhaltenen Blutgefäßen; in der Wand dieser Hohlräume liegen noch vereinzelte Endothelzellen, im übrigen ist sie nicht scharf gegen das übrige Gewebe abgegrenzt und besteht aus einer granulierten, etwas krümeligen Masse.

Anderseits sind ehemalige Gefäße zu sehen, welche nach der oben beschriebenen Art durch Wucherung zelliger Elemente obliteriert sind. Solche Zellhaufen sind hier selten und von geringem Umfange.

Recht zahlreich und von großer Ausdehnung sind in diesen Teilen des Präparates Blutungen, welche fast ausschließlich das Gewebe schwer zerstörend gewirkt haben. Da jedoch hier einerseits die Gefäße, aus denen die Blutung stattgehabt hat, nicht zu finden sind, anderseits die Degeneration der Blutkörperchen nicht vorgeschritten ist und sich kein Pigment findet, so glaube ich mit Bestimmtheit annehmen zu sollen, daß es sich hier um bei der Abtragung des Prolapses infolge unvermeidlicher traumatischer Einflüsse entstandene Blutungen handelt.

Die Struktur der **Grundsubstanz** entspricht in diesen Teilen der Präparate der der Gehirnsubstanz. Sie stellt ein feines Retikulum fast ohne deutliche Hohlräume dar, mit Ausnahme solcher, welche infolge Gewebszerstörung durch Blutung entstanden sind.

Von **zelligen Elementen** außerhalb der Blutgefäße finden sich in dieser Gewebspartie vor allem Gliazellen in großer Anzahl; sie zeigen zum geringen Teil noch normale Gestalt; die Mehrzahl weist Veränderungen auf, die in Schwellung, dann in Bildung zahlreicher Übergangsformen zu gekörnten Abräumzellen bestehen. Ausgebildete Abräumzellen vom Körnchenzelltypus sind hier ebenfalls reichlich vorhanden, zum Teil, wie schon erwähnt, auch aus mesodermalen zelligen Elementen (aus den Blutgefäßwänden) hervorgegangen.

Weiterhin finden sich Ganglienzellen in geringer Zahl, zum größten Teil in ziemlich weit vorgeschrittenen Stadien scholliger Degeneration.

Die zweite in diesem Material vorkommende Gewebsart ist gekennzeichnet durch großen Reichtum an Blutgefäßen und zelligen Elementen.

Die **Blutgefäße** liegen häufig Wand an Wand, weisen aber meist nicht den histologischen Typus einfacher Kapillaren auf. In ihren Wänden finden sich neben der inneren Schicht von Intimazellen Adventitiazellen oft in reichlicher Anzahl und häufig vergrößert. Auch die bereits mehrfach erwähnten Übergangsformen mesodermaler Zellen in gekörnte Abräumzellen kommen an diesem Orte reichlich vor. Zwiebelschalenartige Verdickung der Gefäßwände infolge Anlagerung von Bindegefäßzellen ist nirgends zu beobachten.

An vereinzelten Gefäßen findet sich eine mäßige Auswanderung von meist polynukleären Leukozyten, welche jedoch nirgends massig ist und sich nicht weit in das umgebende Gewebe erstreckt. Die meisten Gefäße sind frei von dieser Erscheinung.

Blutungen und Diapedesen sind nur in geringer Anzahl und minimaler Ausdehnung vorhanden.

Die **Grundsubstanz** besteht in dieser Gewebspartie aus einem Fachwerk von meist gröberen, unregelmäßig verlaufenden, rötlich gefärbten Balken, zwischen denen sich größere, anscheinend leere Lücken vorfinden. Eine Erweiterung der perivaskulären Lymphräume ist nirgends zu erkennen.

Wie schon erwähnt, ist der **Zell**reichtum dieser Gewebspartie auch außerhalb der Blutgefäße ein großer. Am stärksten sind Zellen vertreten, deren gemeinsames Kennzeichen in dem Vorhandensein einer reichlichen Granula im Zelleib besteht. Ihre Formen und Größen sind dabei nicht konstant, es kommen rundliche und unregelmäßig polygonale Gestalten von der doppelten bis zur mehrfachen Größe eines polynukleären Leukozyten zur Beobachtung. An manchen Stellen sieht der Zelleib solcher Elemente wie blasig aufgequollen aus und zeigt bei starker Vergrößerung ein Gitterwerk von feinen Fasern, in dem sich stellenweise bei dieser Färbung anscheinend leere größere Vakuolen finden. Die Zellen sind morphologisch vollkommen identisch mit den von Merzbacher beschriebenen Gitterzellen.

An manchen Stellen dieser Gewebsform sind ferner junge Bindegewebszellen vorhanden, welche groß und sukkulent aussehen und nicht sehr zahlreich sind. Manchmal findet man sie auch in Gefäßwänden.

Die Präparate aus dem 13 Tage später abgetragenen, wiedergewachsenen Prolaps (25 Tage nach der I. Operation) zeigen ebenfalls zwei voneinander verschiedene Gewebstypen, deren eine aus hochgradig veränderter Hirnsubstanz besteht. Dortselbst sind die **Blutgefäße** vermehrt und größtenteils mit Zellhöschen ausgestattet. Eine bindegewebige Wandverdickung ist nirgends erkennbar. Die **Grundsubstanz** besteht aus einem feinen Retikulum, welches stellenweise aufgelockert erscheint. Überall sind massenhaft **Gliakerne** zu sehen.

Die Gliaelemente sind zum größten Teil hochgradig verändert, geschwollen und weisen Übergänge zu gekörnten Abräumzellen auf. Ganglienzellen sind nirgends sicher nachweisbar. An weiteren pathologischen Zellformen finden sich zahlreiche gekörnte und gegitterte Abräumzellen.

Die zweite in diesem Präparat beobachtete Gewebspartie besteht zum allergrößten Teil aus neugebildetem Bindegewebe, welches in derben, relativ zellarmen Faserzügen gelagert ist. Zwischen den Bindegewebsbalken sind einerseits zahlreiche Gefäße eingelagert, die zum größten Teil vorgeschrittene progressive Veränderungen in Form von bindegewebiger Wandverdickung aufweisen. An einzelnen Gefäßen finden sich auch zahlreich gewucherte Adventitiaelemente und Übergänge von diesen zu Abräumzellformen.

Um mehrere Blutgefäße haben sich Höschen von Leukozyten und zwar hauptsächlich von Rundzellen, spärlicher von polynukleären Zellen gebildet.

Andererseits finden sich zwischen den Bindegewebsbalken Nester von dicht aneinander gelagerten Zellen ohne erkennbare Grundsubstanz. Dieselben bestehen zum geringen Teil aus Leukozyten, zum größten Teil aus Körnchenzelltypen verschiedener Form und Größe. Außerdem kommen dortselbst mehr vereinzelt junge Bindegewebselemente vor. In dem ganzen bindegewebig veränderten Anteil des Präparates kommen reichlich Schollen von altem Blutpigment vor als Ausdruck seinerzeit stattgehabter und nunmehr resorbierter Blutung. Frischere Diapedesen sind nur an einzelnen Stellen in geringem Ausmaße vorhanden. Die in den Bindegewebszügen selbst gelagerten Zellen zeigen zum größten Teil den Typus von jungen sukkulenten Bindegewebszellen. Daneben finden sich aber auch in einzelnen stärker rotgefärbten Faserzügen typische lange schmale alte Bindegewebskerne.

Die Untersuchung des wiedergewachsenen Prolapses, der 6 Tage nach dem vorigen abgetragen wurde (31 Tage nach der I. Operation), ergibt ganz ähnliche histologische Verhältnisse, wie sie für die Erstprolapse nach Gehirnschußverletzungen beschrieben worden sind.

Die **Blutgefäße** befinden sich jetzt in entzündlichem Reizzustande; viele Gefäßsprossen beweisen die einsetzende Neubildung von Gefäßen. Allenthalben ist stürmische Auswanderung von weißen Blutelementen, und zwar sowohl von Rundzellen als auch von polynukleären Leukozyten zu sehen, welche sowohl Gefäßhöschen bilden als auch stellenweise als bereits recht kompakte Infiltrate das Gewebe durchsetzen.

Außerdem finden sich reichlich Diapedesen und kleinere per rhexin entstandene Blutungen.

Die Blutgefäßwände enthalten auch hier zahlreiche Intima- und besonders Adventitiazellen, welche sukkulent vergrößert erscheinen. Bindegewebige Verdickung der Wände kommt nicht zur Beobachtung.

Die **Grundsubstanz** ist fein retikulär, nur vereinzelt finden sich Hohlräume. An einzelnen größeren Blutgefäßen ist eine Erweiterung des perivaskulären Lymphraumes zu konstatieren, welcher vollgepfropft ist mit zelligen Elementen verschiedener Art, hauptsächlich Leukozyten.

Außerhalb der Blutgefäße finden sich zahlreiche gekörnte Abräumzellen im Gewebe, epitheloide Typen und Fibroblasten fehlen durchgängig.

In Randpartien um das entzündlich veränderte Gewebe liegen noch reichlich Gliazellen, meist in Schwellungsstadien begriffen. Vereinzelt finden sich stark degenerierte Ganglienzellen in denselben Gebieten.

Ein einzelnen Präparaten aufliegender Piastreifen zeigt sich ebenfalls stark entzündlich infiltriert, verdickt und entsendet Gefäßsprossen in das darunter liegende Gewebe.

2. Hämatoxylin- van Gieson'sche Färbung. (Tafel 11.)

Die Färbemethode wurde zum Studium der Bindegewebsneubildung im sekundären Hirnprolaps angewendet. Bekanntlich färben sich Bindegewebsfasern nach dieser Methode mit Säurefuchsin leuchtend rot, Glia mit Pikrinsäure gelb, so daß eine Unterscheidung dieser beiden Gewebsarten im Zentralnervensystem möglich ist.

Allerdings nimmt auch Fibrin das Säurefuchsin begierig an; es ist aber fast immer leicht, Bindegewebe und Fibringerinnsel besonders bei stärkeren Vergrößerungen zu unterscheiden; denn einmal unterscheiden sich diese beiden Gewebselemente morphologisch von einander, indem die Bindegewebsfasern wellig und vielfach untereinander parallel verlaufen, die Fibrinfasern dagegen unregelmäßige Ecken und Zacken, oft auch kleinste Knötchen an den einzelnen Fasern zeigen und immer ein wirres Netzwerk bilden. Andererseits wird bei meinem Material, wo es sich der Hauptsache nach um neugebildetes Bindegewebe handelt, zu erwarten sein, daß die Bindegewebsfasern im Zusammenhang mit jungen Bindegewebszellen zu finden sind, was ebenfalls eine Unterscheidung von Fibrinfäden leicht ermöglicht.

a) Hirnprolapse nach Hirnzertrümmerung durch direkte Schußverletzung.

In den sekundären Erstprolapsen nach penetrierenden Kopfschüssen mit Hirnverletzung, welche mir zur Verfügung standen, findet sich dort, wo das Hirngewebe zwar schon weitgehend pathologisch verändert, aber noch erkennbar ist, kein Bindegewebe in der nervösen Substanz. Dagegen zeigt sich dort, wo Reste der weichen Hirnhäute vorhanden sind, daß bereits in diesem Stadium in den Wänden der pialen Blutgefäße reichliche Bindegewebsneubildung vorhanden ist; die Gefäßwände sind in der Mehrzahl verdickt und zwar durch Apposition von parallel verlaufenden, ziemlich derben Bindegewebsfasern, in welchen reichlich schwärzliche Bindegewebskerne vorkommen; dadurch entsteht die oft beschriebene zwiebelschalenartige Verdickung der Gefäßwände. Von einzelnen pialen Blutgefäßen streben nun auch Bindegewebsfasern in das darunter liegende pathologisch veränderte Gehirn. Solche Fasern sind zart und erstrecken sich nie weit ins Gewebe; immer ist ihr Zusammenhang mit der Wand eines pialen Blutgefäßes deutlich nachzuweisen; sie entspringen niemals von jungen Gefäßsprossen, sondern immer von größeren Gefäßen mit verdickten Wandungen, in einzelnen Fällen auch von solchen, welche bereits beginnende bindegewebige Obliteration zeigen (s. S. 43).

An 7—8 Tage alten Prolapsen beginnt das Bindegewebe größerer Blutgefäße im entzündlich veränderten Gewebe des Prolapses selbst sich zu vermehren. Es tritt die oben beschriebene zwiebelschalenartige bindegewebige Verdickung der Gefäßwände zunächst an einigen größeren Gefäßen in Erscheinung. Weiter ziehen sich von zahlreichen im Gewebe liegenden Blutgefäßen Bindegewebsfasern in das umliegende Gewebe; oft liegen dieselben an Gefäßquerschnitten so, daß sie ein ungefähr dreieckiges Feld bilden, dessen Basis an der Gefäßwand und dessen Spitze am weitesten von derselben im Gewebe liegt. Auch diese Bindegewebsfasern sind zart, wellig und liegen nicht sehr dicht.

Daneben kommt bei dieser Färbung, wie schon erwähnt, auch Fibrin in den Prolapsen zu schöner Darstellung. Neben kleineren und größeren Fibringerinnseln, welche frei im Gewebe besonders in und um Blutungen vorkommen, interessiert besonders das Auftreten von oft sehr kompakten Fibringerinnseln in kleinen neugebildeten Blutgefäßen; die einzelnen Fäden dieser Gebilde sind derb, zwischen ihnen liegen spärliche rote und weiße Blutkörperchen, welche bereits weitgehende Veränderungen, wie schlechte Färbbarkeit, Zerfall des Zellkernes, aufweisen. Diese Verhältnisse dürften darauf hinweisen, daß es sich hier um intravital aufgetretene Thrombenbildung in den Gefäßchen handelt und nicht um postmortale oder durch die Härtung und Einbettung des Materiales hervorgerufene Gerinnungsvorgänge.

In wiedergewachsenen Prolapsen, welche am 10.—11. Tag nach der Operation abgetragen wurden, zeigt bereits die Mehrzahl der Blutgefäße die wiederholt beschriebene bindegewebige Verdickung der Wände in höherem oder geringerem Grade. Außerdem finden sich aber auch stellenweise derbere Bindegewebsstränge mit reichlichen jungen Zellelementen frei im Gewebe, auch innerhalb von alten Blutungen. Weiterhin zeigen sich in ehemaligen Blutgefäßen, welche durch zellige Wucherung obliteriert sind (s. S. 43) junge Bindegewebsfasern, welche mit vermehrten großen, granulierten Kernen innig zusammenhängen.

In noch späteren Stadien des in Rede stehenden Prozesses endlich finden sich neben recht derben Bindegewebszügen im Gewebe und in den Gefäßwänden Knäuel von mehr weniger derben Bindegewebsfasern, welche scharf gegen das umgebende Gewebe abgegrenzt sind und die Größe und Form von Blutgefäßen aufweisen. Zellkerne sind in diesen Gebilden nicht nachzuweisen. Hier handelt es sich wohl um ein Endstadium des oben beschriebenen Prozesses der Obliteration von Blutgefäßen mit nachfolgender bindegewebiger Organisation.

b) Hirnprolapse nach aseptischer Operation über lokal gesundem Gehirn.

In dem untersuchten Erstprolaps dieser Art ist Bindegewebe nur in den Wänden der zahlreichen Blutgefäße in jenem Teil der Präparate vorhanden, in welchem nach der obigen Beschreibung (siehe S. 48) reichliche Gefäße vorkommen.

Eine Bindegewebsneubildung außerhalb der Gefäßwände ist in diesem zell- und gefäßreichen Anteil der Präparate nirgends zu beobachten.

In dem noch erhaltenen Gehirngewebe fanden sich nirgends bindegewebige Elemente.

Von massigster Ausdehnung dagegen zeigt sich die Bindegewebsneubildung in dem 23 Tage später abgetragenen wiedergewachsenen Prolaps. Hier besteht der überwiegende Anteil der Präparate aus mächtigen Zügen jugendlichen Bindegewebes mit großen sukkulenten Kernen. Die Blutgefäßwände sind ebenfalls derb bindegewebig verdickt. Einzelne der vorhandenen Bindegewebsfasern sind offenbar ältere, was aus dem reichlicheren Vorkommen von schmalen langen intensiv gefärbten Kernen geschlossen werden darf.

4*

In dem 7 Tage später abgetragenen, wiedergewachsenen Prolaps, welcher aus akut entzündlich verändertem Gewebe besteht, sind bindegewebige Elemente nicht nachweisbar. Dagegen finden sich hier Fibringerinnsel sowohl im Gewebe als auch in einzelnen Kapillaren.

3. Achsenzylinderimprägnation nach Bielschowsky und Markscheidenfärbung nach Weigert. (Tafel 12.)

Die beschriebenen Ergebnisse der zur Erzielung von Übersichtspräparaten angewendeten Färbemethoden hatten hochgradige akut entzündliche Veränderungen in den untersuchten Geweben nachgewiesen.

Es war daher von vornherein ein weitgehender und progredienter Zerfall der Markscheiden und Achsenzylinder in den Prolapsen anzunehmen, da ja diese Bestandteile des nervösen Parenchyms erwiesenermaßen bei lokalen entzündlichen Prozessen rasch degenerieren und zugrunde gehen. Eine Anteilnahme an der Volumvermehrung des Schädelinhaltes und damit an der Entstehung eines sekundären Hirnprolapses konnte aus diesem Grunde für die Achsenzylinder und Markscheiden nicht erwartet werden.

Wenn auch deshalb und mit Rücksicht auf den Grundgedanken vorliegender Untersuchung das Verhalten dieser Gebilde weniger interessieren konnte, so wurden doch der Vollständigkeit halber Stichproben mit der Silberimprägnation und der Weigertschen Markscheidenfärbung vorgenommen, um den exakten Nachweis zu erbringen, daß die erwarteten Veränderungen vorhanden sind.

In Erstprolapsen sind mit der Bielschowsky-Methode noch ziemlich zahlreiche Achsenzylinderelemente nachzuweisen; sie sind jedoch bereits durchwegs mehr oder weniger hochgradig pathologisch verändert und stark rarefiziert. Die einzelnen Fasern verlaufen unregelmäßig wellenförmig und liegen mit anderen gleichartigen Gebilden unregelmäßig verworfen. Die Fasern sind nicht gleichmäßig in ihrer ganzen Länge gefärbt und zeigen an vielen Stellen Auftreibungen; an solchen Stellen sind heller und dunkler imprägnierte Fibrillen deutlich sichtbar. Häufig begegnet man Bildern, in welchen Achsenzylinder mit büschelförmiger Auflockerung ihrer Fibrillen anscheinend frei im Gewebe endigen.

Beziehungen zwischen Fibrillen und Ganglienzellen sind sehr selten zu beobachten. An ganz vereinzelten noch in ihrer Form erhaltenen Ganglienzellen sind noch den Heldschen Endkelchen (102) ähnliche Aufsplitterungen der Fibrillen zu sehen. Derartige Bilder sind jedoch nur ausnahmsweise zu finden.

Neben Partien der Präparate, in welchen noch verhältnismäßig häufig Achsenzylinder färbbar sind, gibt es zahlreiche andere, in denen nur mehr ganz vereinzelt Achsenzylinder nachgewiesen werden können. Dieselben weisen gleichfalls die eben betriebenen Degenerationserscheinungen auf.

In Präparaten aus späteren Stadien des in Rede stehenden Prozesses konnten mittels der Bielschowsky-Methode Achsenzylinder nicht mehr nachgewiesen werden.

Die Präparate, welche zwecks Darstellung der Markscheiden nach Weigert gefärbt wurden, zeigten schon makroskopisch, daß hier weitgehende pathologische Veränderungen stattgefunden hatten. Eine intensive Blaufärbung war nirgends zu erzielen, die Präparate erschienen zum größten Teil in bräunlichen Farbentönen mit größeren oder kleineren, unregelmäßig verteilten, bläulich gefärbten Stellen.

In Erstprolapsen, und zwar sowohl in solchen nach Gehirnschußwunden als auch in dem nach aseptischer Operation über lokal gesundem Gehirn, zeigen die noch gefärbten Markscheidenelemente bereits weitgehende Degenerations- und Zerfallserscheinungen. Sie sind zum größten Teil schollig zerfallen, nur vereinzelt lassen sie sich auf kurze Strecken als Kontinuität verfolgen. Bei stärkeren Vergrößerungen erweisen sich die Markscheidenreste als ein Gewirr von Fäserchen, welche stark rarefiziert und vielfach blasig aufgequollen sind; solche blasige Auftreibungen finden sich an den Markscheidenresten sowohl endständig als auch an irgend einer Stelle ihres Verlaufes. In vielen Fällen ist auch der ganze Markscheidenrest gequollen, nur mehr ganz blaßbläulich gefärbt, mit etwas dunkler gefärbten scharfen Rändern.

Daneben finden sich allenthalben bläuliche Krümmel und Schollen, welche in keiner Kontinuität mit noch zusammenhängenden Markscheidenresten mehr stehen; solche Schollen sind größer und kleiner, unregelmäßig rundlich oder polygonal, und noch blasser gefärbt als noch zusammenhängende Markscheidenreste.

In nach der Abtragung wiedergewachsenen Prolapsen treten die Markscheidenreste immer spärlicher, der Degenerationsprozeß an ihnen immer intensiver in Erscheinung; es überwiegen die scholligen Zerfallsprodukte gegenüber noch zusammenhängenden Markscheidenresten; die Färbbarkeit der in Rede stehenden Elemente nimmt zusehends ab, so daß es nur mit starken Vergrößerungen möglich ist, bläuliche Krümmel und faserartige Gebilde zwischen den überwiegend bräunlich und schwärzlich gefärbten Gewebsbestandteilen zu erkennen.

Schließlich gelingt es überhaupt nicht mehr, mit der Weigertschen Färbung Markscheidenreste nachzuweisen, so daß ein allmählicher, vollkommener Zerfall dieser Elemente mit nachfolgender chemischer Veränderung, Resorption und Abtransportierung der Zerfallsprodukte angenommen werden muß.

4. Cajalsche Sublimat-Goldreaktion der Neuroglia.   (Tafel 14—19.)

Reinking (20) vertritt u. a. die Ansicht, daß das fortschreitende Wachstum vieler sekundärer Hirnprolapse mit bedingt sei durch Wucherung der Stützsubstanz, das ist der Neuroglia; dagegen sind andere Autoren, beispielsweise in jüngster Zeit O. Mayer (32) der Meinung, daß im Hirnprolaps die spezifischen Gewebselemente, darunter also auch die gliösen, rasch zugrunde gehen.

Es erschien daher notwendig, auch im Hinblick auf diese Frage methodische Untersuchungen anzustellen, um zu entscheiden, inwieweit die Neuroglia an dem Aufbau der pathologischen Gewebe, welche den sogenannten Hirnprolaps bilden, teilnimmt.

Die klassische Färbemethode der Neuroglia nach Weigert, sowie der größte Teil der späteren Gliafärbungen habe ich für das vorliegende Material nicht in Anwendung gebracht; viele Methoden geben unsichere Resultate

und sind, wenn nicht absolut vorschriftsmäßig auch in bezug auf Alter und Vorbehandlung des Materiales ausgeführt, nicht genügend elektiv, wie zahlreiche
Vorversuche ergaben.

Die im Jahre 1915 von Cajal (100) angegebene Imprägnierung der Glia
mit Gold unter gleichzeitiger Anwendung von Sublimat hat dagegen bei Verwendung stets frischer Reagenzien den Vorzug absoluter Sicherheit und großer
Elektivität.

Vorversuche an Schnitten aus normalen, zum Teil jahrelang in 10 $^0/_0$
Formollösung konservierten Gehirnen ergaben außerdem die vorteilhafte Tatsache, daß auch an so altem Materiale die Färberesultate ausgezeichnete und
vollkommen hinreichend waren, um die einschlägigen morphologischen und
strukturellen Verhältnisse der Neuroglia beurteilen zu können.

Schaffer (103) hat allerdings der Meinung Ausdruck gegeben, daß mit
der in Rede stehenden Methode wohl die protoplasmatischen Gliaelemente
ausgezeichnet dargestellt würden, nicht aber die faserigen. Dem muß ich insofern zustimmen, als es tatsächlich nur dann gelingt, auch die Gliafasern gut
darzustellen, wenn man stark überfärbt; dies bringt jedoch wieder den Nachteil mit sich, daß die feineren Strukturverhältnisse der Gliazellen, insbesondere
ihre Granula, dann nicht mehr erkennbar ist.

Bei dem reichlich zur Verfügung stehenden Material konnte diese Schwierigkeit leicht umgangen werden, indem Schnitte von demselben Präparat teils
normal gefärbt, teils stark überfärbt wurden, wodurch ein Überblick über alle
in Betracht kommenden Formelemente durch Vergleich und Zusammenhalt
der so gewonnenen Resultate ermöglicht war.

Es erschiene interessant, eine erschöpfende Darstellung des Verhaltens
der Neuroglia bei den vorliegenden, vorwiegend entzündlichen Prozessen zu
geben, wie es sich nach der neuen sicheren Färbemethode Cajals darstellt,
da derartige Untersuchungen meines Wissens noch nicht vorliegen. Dies muß
jedoch einer späteren ausführlichen Arbeit vorbehalten bleiben, welche insbesondere auch Vergleiche mit anderen bekannteren Gliafärbungen beinhaltet,
da dies den Rahmen der vorliegenden Untersuchungen weit überschreiten
würde.

Im folgenden soll deshalb nur eine gedrängte Darstellung des Verhaltens
der Neuroglia im Hirnprolaps gegeben werden, welche neben den hauptsächlichsten morphologischen Veränderungen der gliösen Elemente vor allem den
Anteil berücksichtigt, den dieselben an dem Aufbau des pathologischen Gewebes
nehmen.

In jungen Sekundärprolapsen, welche frischeste entzündliche Erscheinungen darbieten, sind hauptsächlich riesige Spinnenzellen nachweisbar. Dieselben sind gegenüber der Norm hochgradig vermehrt und vergrößert
und bilden stellenweise mit ihren zahllosen feinen Fortsätzen ein dichtes Netzwerk, in dessen Maschen mehr vereinzelt kleine apolare Gliazellen liegen.

Die einzelnen Astrozyten zeigen die bekannte feine Granula im Ektoplasma, welche sich in die Fortsätze erstreckt; ein granulaarmes Endoplasma
um den Kern ist nicht bei allen Zellen nachweisbar, vielmehr erstreckt sich
die feine Granulierung meist gleichmäßig über den ganzen Zelleib.

Die Färbung des Kernes ist an einer Anzahl von Spinnenzellen eine gute,
daneben findet sich aber eine auffallend große Anzahl von solchen, bei denen

der Kern nur wenig intensiver gefärbt ist als das Protoplasma und sich daher schlecht abgrenzen läßt. Weiterhin sind sonst wohlgebildete Astrozyten vorhanden, deren Kerne die u. a. von Eisath (104) beschriebene Abhebung der Kernmembran, also bereits weitgehende regressive Veränderungen des Zellkernes zeigen.

Die Fortsätze der feingranulierten Astrozyten erstrecken sich weithin in das Gewebe und zu den vorhandenen Blutgefäßen, woselbst sie die bekannten Gefäßfüßchen bilden; daneben sind viel freie Gliafasern vorhanden und läßt sich die Bildung von Weigertfasern in einzelnen Zellen deutlich sehen.

Neben solchen, nach Größe und Zahl hypertrophischen Gliaelementen, welche nur teilweise bereits Zeichen des beginnenden Verfalles aufweisen, finden sich zahlreiche Zellen, die den letzteren Prozeß bereits in vorgeschrittenen Stadien zeigen. Es sind dies zunächst etwas kleinere, plumpe Zellen, deren Granula zum Teil oder durchwegs grobkörnig ist und die kürzere und derbere Fortsätze tragen als die Riesenastrozyten. Ihre Kerne sind klein, dunkel gefärbt und liegen wandständig; in vielen ist ein Kern nicht deutlich nachweisbar. Die derben Fortsätze verlaufen vielfach geschlängelt und tragen knötchen- oder walzenförmige Auftreibungen.

Weiterhin finden sich walzen- und wurstförmige Gliazellen, deren Astrozytencharakter nur mehr durch einen oder wenige kurze, derbe Fortsätze erwiesen wird; ihre Granula ist derb und gleichmäßig über den ganzen Zelleib verteilt; ein Kern ist, wenn überhaupt, nur mehr in Form einer unscharf begrenzten, dunkler tingierten Stelle im Zellprotoplasma zu erkennen.

Auch diese Zellen entsenden, wenn sie in der Nähe von Blutgefäßen liegen, Fortsätze zu denselben, welche jedoch ebenfalls derber sind als die der Riesenastrozyten.

Neben Gewebspartien, welche die eben beschriebenen gliösen Elemente enthalten, finden sich weite Strecken in den Präparaten von jungen Erstprolapsen, welche vollkommen frei sind von Bestandteilen der Neuroglia und weder Zellen noch Fasern dieser Art aufweisen; soweit bei dieser Färbemethode ein Urteil möglich ist, handelt es sich dabei um solche Gegenden der Präparate, in welchen eine dichteste Infiltration mit Blutelementen vorhanden ist.

In ein bis zwei Tage älteren Prolapsen sind Riesenastrozyten nicht mehr vorhanden. Hier beherrschen an vielen Stellen der Präparate Spinnenzellen das Bild, welche dem kleineren eben beschriebenen Typus gleichen. Sie liegen insbesondere in der Nähe von Gefäßsprossen oft sehr dicht, paarweise oder zu mehreren aneinander. Ihre Granula ist etwas gröber als die der Riesenspinnenzellen, die Fortsätze sind ebenfalls plumper und im allgemeinen viel kürzer als bei jenen. Nur zu den Blutgefäßen ziehen einzelne feinere lange, meist stark geschlängelte Fortsätze, um dortselbst in verschieden geformten, oft plumpen Gefäßfüßchen zu endigen.

Die Kerne dieser Zellen sind deutlich gegen das Protoplasma abgegrenzt, tiefrot gefärbt, und zeigen ziemlich derbe Granula. Sie liegen stets wandständig, oft dem Zellkörper förmlich aufgesetzt und sind von rundlicher Gestalt; aber auch polygonale, eckige oder eingekerbte, also degenerative Formen kommen häufig vor.

Unter den beschriebenen Zellen finden sich viele, welche auffallend wenig gegliedert sind. Sie besitzen einen walzenförmigen Zelleib mit einem dem einen Pol aufsitzenden Kern und einen einzigen von dem dem Kern entgegengesetzten Pol ausgehenden, ziemlich derben und langen Fortsatz.

Weiterhin sind zahlreiche apolare Gliazellen vorhanden.

Neben solchen Zellformen finden sich in anderen Partien der bezüglichen Präparate Gliazellen, welche sich den amöboiden Formen dieser Elemente nähern; sie besitzen einen großen, runden, tief tingierten Kern und relativ spärliches Protoplasma; dasselbe bildet derbe Spitzen, Zacken und breite Einkerbungen, so daß der Zelleib die bekannte amöbenähnliche Gestalt annimmt [Alzheimer (105)].

Die Granula dieser Zellformen ist sehr fein und oft unregelmäßig verteilt, so daß die Zellen wohl den von Eisath beschriebenen amöboiden Formen mit teilweiser homogener Umwandlung gleichzustellen sind.

Zu Blutgefäßen stehen solche Zellen nur insofern in Beziehung, als sie in der Umgebung derselben dichter liegen; Fortsätze zu den Gefäßen sind an ihnen nirgends zu beobachten.

Auch in der Nachbarschaft der eben beschriebenen Formen sind zahlreiche apolare Gliazellen zu finden, welche sich dadurch auszeichnen, daß sie die Färbung verschieden stark angenommen haben; neben intensiv gefärbten Zellen mit schöner Granula finden sich auffallend blasse, welche eine Granula nicht mehr erkennen lassen und zwischen diesen beiden Extremen sind zahlreiche Übergangsstufen vorhanden.

Endlich sind weite Strecken in den in Rede stehenden Präparaten vorhanden, in denen die Gliazellen weitgehende Zeichen des Verfalles aufweisen. Vor allem sind die gliösen Elemente nur ganz blaß gefärbt, nur in der unmittelbaren Nähe von Blutgefäßen findet sich noch eine intensivere Farbreaktion. Dieser Umstand bewirkt, daß die bezüglichen Bilder den Eindruck erwecken, als hätte eine Ansammlung von Gliaelementen um die vorhandenen Blutgefäße stattgefunden; tatsächlich dürfte jedoch der Vorgang dahin aufzufassen sein, daß die in der unmittelbaren Umgebung von Gefäßen liegenden Gliazellen sich dem allgemeinen Untergang der gliösen Elemente deshalb länger widersetzen können, weil sie besser ernährt werden als die von Gefäßen entfernter gelegenen Zellen.

Aber auch diese noch erhaltenen Gliazellen tragen starke Degenerationszeichen: Amöboide Zellformen mit undeutlich begrenztem, oft walzenförmigem oder polygonalem Kern, kurze derbe Fortsätze, grobe Granula, Vakuolenbildung im Zelleib sind hierher zu rechnen.

Eine merkwürdige Erscheinung ist, daß hier sowie in Präparaten, welche noch weitgehendere Verfallszeichen der Gliazellen zeigen, bei der angewandten Färbung grobe Niederschläge gerade dort entstehen, wo Reste von Gliazellen den stattgehabten Untergang solcher Elemente beweisen. Diese Niederschläge treten in Form von Stäubchen und Stippchen, aber auch von größeren Klumpen auf. War zunächst die Vermutung naheliegend, daß es sich um Färbefehler handle, so sprach der Umstand dagegen, daß solche Niederschläge regelmäßig an Orten auftraten, wo offensichtlich Glia zugrunde gegangen war; und weiterhin fanden sich degenerierte Gliazellen mit schattenhaft gefärbtem Protoplasma und etwas deutlicher tingiertem Kern, die im undeutlich begrenzten, aber doch noch erkennbaren Zelleib solche stäubchenförmige Niederschläge dicht aneinandergelagert nach Art einer groben Granulierung zeigten. Es liegt also die Vermutung nahe, daß es sich bei diesen anscheinenden Niederschlägen um Gliadetritus handelt, der eine intensive Sublimatgoldreaktion eingeht.

Freie Gliafasern sind in diesem Stadium des Hirnprolapses nicht sehr reichlich vorhanden; auch bei intensiver Überfärbung gelang es nicht, solche in größerer Zahl zur Darstellung zu bringen.

In wieder 2—3 Tagen älteren, also etwa 10—11 Tage alten Hirnprolapsen sind hochgradige Degenerationserscheinungen der Neuroglia schon in der ganzen Ausdehnung der Präparate vorhanden. Weithin finden sich überhaupt keine gliösen Elemente mehr, nur spärlich liegen an einzelnen Orten schwer entartete Gliazellen.

An Entartungserscheinungen kommen folgende zur Beobachtung: Einmal die bereits oben erwähnte mangelhafte Färbbarkeit der wenigen noch erhaltenen Gliazellen, welche bewirkt, daß dieselben nur schattenhaft tingiert erscheinen, oft ohne oder mit nur undeutlich begrenztem und in der Form hochgradig pathologisch verändertem Kern. Ferner hochgradige morphologische Veränderungen der noch besser färbbar erhaltenen Gliazellen; solche finden sich ausschließlich nur in unmittelbarer Nähe von Blutgefäßen, ein Verhalten, das jetzt noch viel deutlicher zutage tritt als im eben vorher beschriebenen Stadium. Solche Zellen zeigen durchwegs ganz abenteuerliche Formen: sie sind häufig recht groß, walzenförmig, meist ohne alle feineren Fortsätze; ein Zellkern ist kaum einmal deutlich zu identifizieren, oft kommen 2—3 dunkler gefärbte Stellen in einem Zelleib vor, welche als Kernreste angesprochen werden könnten, eine sichere Identifizierung jedoch nicht mehr gestatten.

Die Granula solcher Gebilde ist grobkörnig und unregelmäßig im Zelleib verteilt; an einzelnen Zellen scheint es, als ob die Granula an einer Stelle ausgetreten wäre, was wohl als Zerfallserscheinung aufzufassen ist.

Weiterhin sieht man in diesem Stadium Gebilde, wie sie Schaffer als eine Form der Gliazelldegeneration beschreibt: Knäuel von plumpen geschlängelten kurzen Fortsätzen ohne deutlich erkennbaren Zelleib und Kern; diese Balken enthalten eine grobe, unregelmäßig verteilte Granula und vereinzelte Vakuolen, gerade so wie auch die eben beschriebenen Walzenformen.

Dann finden sich in der Nähe mancher Gefäße massenhaft kleine Gliaelemente, von denen eine geringe Anzahl mit Sicherheit als apolare Gliazellen anzusprechen sind. Die Mehrzahl jedoch besteht aus unregelmäßig polygonal, eckig und zackig geformten Gebilden, an denen manchmal noch ein Kernrest und ein homogener oder seltener unregelmäßig grobgranulierter Plasmasaum zu unterscheiden sind.

Endlich sind in der Nähe solcher gliaumlagerter Blutgefäße auch freie Gliafasern reichlich zu sehen; auch sie zeigen vielfach Degenerationserscheinungen, welche in unregelmäßig welligem Verlauf, dem Auftreten von Knötchen und Auftreibungen im Verlauf der Fasern bestehen; solche Auftreibungen zeigen oft eine grobe Granulierung, seltener auch kleine Vakuolenbildungen.

Die bereits oben beschriebenen Niederschläge finden sich auch hier stellenweise in reichlichem Maß, meist viel derber als im vorher beschriebenen Stadium.

Außer der ausschließlichen Lagerung aller der beschriebenen Gebilde um die Blutgefäße weisen die Gliareste weitere deutliche Beziehungen zu den Gefäßen auf; manchmal zieht von einem Pol einer walzenförmigen Zelle eine unregelmäßig wellige Granulareihe zur Gefäßwand, um dort einen unregelmäßig geformten, meist rundlichen oder polygonalen Gefäßfuß zu bilden; solche Bilder sind jedoch selten. Häufiger liegen walzenförmige Zellen der Membrana gliae perivascularis dicht an, entweder mit einem Pol oder der Länge nach in kürzerer oder längerer Ausdehnung.

Die Membrana gliae perivascularis ist fast durchwegs derb, stark und grob granuliert und oft ungleichmäßig dick infolge von Ecken und Zacken, welche nach außen hin vorspringen; bei den letzteren Gebilden dürfte es sich wohl um Reste von Gliafüßchen handeln, denn man sieht häufig Formen, welche die Pyramidengestalt von Gliafüßchen noch deutlich erkennen lassen.

Bei weiterem Wachstum des Hirnvorfalles schreitet der Degenerationsprozeß der Neuroglia rasch vorwärts, wie Präparate von älteren wiedergewachsenen Prolapsen beweisen. Große Gliazellen finden sich in der weiteren Folge immer seltener, der Spinnenzellentypus ist zu dieser Zeit bereits vollkommen und dauernd verschwunden. Die großen Zellen sind plump, walzenförmig oder unregelmäßig polygonal und zeigen ausnahmslos die wiederholt beschriebenen Degenerationszeichen in hohem Grade; grobe Granulierung, mangelhaft oder gar nicht abgegrenzter Kern, Vakuolenbildung finden sich nun an ihnen ganz regelmäßig, Fortsätze fehlen vollkommen.

Daneben treten die bereits oben beschriebenen kleinen Gliaelemente nun zunächst immer häufiger auf, in zwei voneinander wohl zu trennenden Formen: Deutlich erkennbare apolare Gliazellen und kleine Reste von zerfallenen Zellen. Die ersteren kennzeichnen sich durch einen schönen runden Kern mit feiner, gleichmäßiger Granula und einen schmalen Saum von Protoplasma, in welchem eine Granulierung nicht zu sehen ist; solche Formen sind jedoch gegenüber den Degenerationsprodukten weitaus in der Minderzahl.

Die Reste von zerfallenen Gliazellen sind nur an ihrer Färbung zu erkennen, morphologisch bieten sie kaum einen Anhaltspunkt zu ihrer Identifizierung. Sie erscheinen als verschieden große dunkelrot gefärbte Körperchen, meist kleiner, seltener etwas größer als die apolaren Zellen. Ihre Gestalt ist unregelmäßig, rundliche, polygonale, eckige, kommaförmige Figuren kommen in buntem Wechsel vor. Eine Granulierung dieser Gebilde ist deutlich erkennbar; sie ist bald gröber, bald feiner und liegt immer sehr dicht. Manchmal ist ein Rest von Protoplasma an diesen Körpern zu sehen, der unregelmäßig und oft unscharf konturiert erscheint; manchmal trägt der Protoplasmarest noch ein paar schwarz gefärbte Granula an irgend einer Stelle; in der Mehrzahl jedoch erscheint er homogen und auffallend schwärzlich gefärbt; Vakuolenbildung ist häufig. Oft liegen solche Gliazellreste erhaltenen freien Gliafasern dicht an.

In den eben beschriebenen Körperchen dürften mit Recht Reste von Gliakernen vermutet werden, deren Protoplasma teilweise oder ganz zugrunde gegangen ist. Eine Entscheidung, von welchen Zelltypen solche Reste stammen, kann natürlich nicht mehr getroffen werden.

Die faserigen Bestandteile der Neuroglia zeigen verschiedenes Verhalten: In vielen Präparaten finden sich auf weite Strecken nur sehr spärlich gefärbte Gliafasern, meist in der Nähe von Blutgefäßen, kaum im gefäßlosen

Gewebe. Solche Fasern zeigen Degenerationserscheinungen, starke Schlängelung, unregelmäßige Verdickungen und Auftreibungen, wie schon oben beschrieben. Sie lassen sich nur auf verhältnismäßig kurze Strecken hin verfolgen.

Andererseits läßt sich feststellen, daß in älteren Prolapsen neben Degeneration Hypertrophie der faserigen Neuroglia stattgefunden hat. Denn es finden sich neben faserarmen Strecken auch solche, in denen ein dichtestes Netz von Gliafasern liegt, ohne daß dort noch zellige Elemente nachweisbar wären.

Diese Fasern sind oft recht derb, vielfach verzweigt und anastomosierend wie ein Astwerk. Sie stehen in deutlicher Beziehung zu den Blutgefäßen, indem sie einerseits gerade in der Nähe von solchen besonders dicht liegen, andererseits oft massenhaft Gefäßfüßchen bilden. Bei dem Mangel an Zellen zeigt ein solches Blutgefäß dann oft ein Aussehen, das an das von Stachelwürmern erinnert.

Knötchenbildungen und unregelmäßige Auftreibungen an solchen hypertrophischen Gliafasern beweisen, daß mit der Hypertrophie auch die Degeneration Hand in Hand geht.

In diesem Stadium der Hirnprolapse finden sich neben den beschriebenen Verhältnissen der Neuroglia bereits weite Strecken, in denen gliöse Elemente überhaupt nicht mehr nachweisbar sind; anderseits hat sich im Verlauf der Färbeversuche ergeben, daß mit zunehmendem Alter des Prozesses die Färbbarkeit der noch erhaltenen Neurogliareste immer mehr abnimmt. Während Cajal 4—8 Stunden als Färbedauer angibt, und sich dies bei Erstprolapsen auch vollkommen richtig erwies, mußte ich an den ältesten Prolapsen bis zu 22 Stunden färben, um die Neurogliareste zur Darstellung bringen zu können. Diese Tatsache darf mit als Degenerationszeichen der in Rede stehenden Gewebsart bewertet werden.

Am längsten von allen Bestandteilen der Neuroglia leistet nach meinen Präparaten die Membrana gliae perivascularis dem allgemeinen Gliatod Widerstand. Schon oben wurde gesagt, daß diese Grenzhaut häufig hypertrophisch gefunden wird, zu Zeiten, in denen sich an den übrigen gliösen Elementen bereits weitgehende Degenerationszeichen bemerkbar machen. Weiterhin ist diese Membran in Präparaten, in welchen kaum mehr Reste von Gliazellen vorhanden sind, oft noch deutlich als schmälerer oder breiterer, oft unregelmäßig dicker granulierter Saum zu erkennen, wie dies ja auch Schaffer für den Gliatod beschrieben hat. Endlich sind Gefäßfüßchen an den Blutgefäßen oft noch zahlreich zu finden, wenn Gliazellen nirgends mehr nachgewiesen werden können und nur mehr die resistenteren Gliafasern erhalten sind.

Die im Vorigen beschriebenen Beziehungen der Neuroglia zu den Blutgefäßen bei schweren entzündlichen Veränderungen, wie sie die vorliegenden histologischen Untersuchungen ergeben haben, erscheinen geeignet, weitere Tatsachen zur Lehre von dem Verhältnis der Neuroglia zu den Blutgefäßen überhaupt zu erbringen. Des langen Erhaltenbleibens von Gliazellen nur in der unmittelbaren Nähe von Blutgefäßchen wurde bereits oben gedacht und diese Erscheinung als durch die bessere Ernährungsmöglichkeit gerade dieser Zellen bedingt aufgefaßt. Die oft massigen Faseranhäufungen um Blutgefäße, das lange Erhaltenbleiben der Membrana gliae perivascularis dürfte wohl ebenfalls dahin zu deuten sein, daß diese Gebilde durch den von den Blutgefäßen

ausgehenden Saftstrom dem allgemeinen Untergang länger entzogen werden
können, als weiter abliegende Elemente gleichen Charakters.

5. Fischer-Herxheimersche Fett-Reaktion. (Tafel 12—14.)

Es konnte nicht Sache der vorliegenden Untersuchungen sein, die sämtlichen morphologischen Eigenschaften jener zelligen Elemente bei den im sekundären Hirnprolaps ablaufenden pathologischen Prozessen zu studieren, welche
nach Merzbachers (101) grundlegenden Darstellungen als Abräumzellen
bezeichnet werden.

Merzbacher hat in überzeugender Weise auf experimentellem Wege
dargetan, daß bei entzündlichen und degenerativen Prozessen im Zentralnervensystem massenhaft pathologische Zellformen auftreten, denen die biologische
Aufgabe zufällt, die Abbauprodukte aufzunehmen und abzutransportieren.
Er hat sowohl ihre Morphologie als auch ihre Genese und ihr weiteres Schicksal
in ausführlichster Weise mit verschiedenen Färbemethoden untersucht und
unterscheidet dreierlei Mutterstätten der Abräumzellen:

1. Mesodermale Zellzüge, welche von den weichen Hirnhäuten her in den
Herd eindringen,

2. die Blutgefäße,

3. die Gliazellen; besonders die aus letzteren Elementen entstehenden
Abräumzellen scheidet er in aktive, bewegliche und fakultative, fixe Abräumzellen.

Als morphologische Hauptmerkmale werden Bildung von Maschen, Kammern und Gitterwerk im Protoplasma des Zelleibes und das Vorhandensein
von verschiedenen Einschlüssen in diesen Gebilden angeführt; am häufigsten
bestehen diese Einschlüsse aus Lipoidsubstanz und sind deshalb mit Osmium-
oder Scharlachfärbung (diese Methode) gut darstellbar.

Auch die sogenannte Körnchenzelle wird von Merzbacher mit Recht
nur als ein bestimmter Typus der Abräumzellen aufgefaßt.

Mit zunehmendem Alter der in Rede stehenden Prozesse (nach Merzbacher älter als 3 Wochen) nehmen die Abräumzellen an Größe und häufig
an Zahl zu; ihre Gestalt, die ursprünglich noch gewisse Charakteristika der
Mutterzellen trug, nähert sich immer mehr der Kugelform. Es beginnen sich
regressive Veränderungen einzustellen. Das in ihnen enthaltene Maschenwerk
wird gröber, die Hohlräume zwischen den Maschen größer; damit fließen besonders die fettigen Einschlüsse, die zuerst nur in Form von kleinsten Tröpfchen
vorhanden waren, zu größeren Tropfen und Kugeln zusammen. Der Kern
(bei der in Rede stehenden Methode mit Hämatoxylin blau gefärbt) rückt immer
mehr an die Peripherie der Zelle und scheint derselben schließlich aufzusitzen.

Derartige große ältere Abräumzellen treten oft gehäuft auf und können
so dicht liegen, daß sie sich gegenseitig abplatten und so das Bild eines Epithels
imitieren; in diesem Stadium sind sie nach Merzbacher als identisch mit den
sogenannten epitheloiden Zellen anderer Autoren anzusehen.

So verlockend es auch schien, die Merzbacherschen experimentellen
Feststellungen an dem vorliegenden pathologischen Material nachzuprüfen,
so mußte darauf doch mit Rücksicht auf den Grundgedanken dieser Arbeit
verzichtet werden. Es konnte hier lediglich darauf ankommen, zwei Fragen

zu untersuchen, nämlich: 1. inwieweit Abräumzellen in den untersuchten Geweben überhaupt vorkommen und an ihrem Aufbau teilnehmen und 2. welche Aufschlüsse über das vermutliche Alter der pathologischen Prozesse in den Prolapsen aus den morphologischen Eigenschaften der Abräumzellen zu gewinnen sind.

Zur Beantwortung dieser beiden Fragen erschien es überflüssig, sämtliche von Merzbacher angewandten Färbemethoden zu wiederholen; es genügte hierzu nach seinen Untersuchungen die Fischer-Herxheimersche Fettreaktion mit Hämatoxylinnachfärbung, welche auch an dem gesamten Materiale zur Durchführung gelangte.

a) Hirnprolapse am Orte der durch direkte Schußverletzung erfolgten Hirnzertrümmerung.

In Präparaten von Erstprolapsen finden sich lipoidhaltige Abräumzellen verhältnismäßig spärlich im Gewebe. Dagegen liegen sie oft recht dicht in unmittelbarer Umgebung von Blutgefäßen, so daß dieselben häufig als Zentrum einer dichten Ansammlung von Abräumzellen imponieren. Im übrigen Gewebe kommen in diesem Stadium Abräumzellen mehr vereinzelt vor, streckenweise fehlen sie ganz, insbesondere in Gebieten, in welchen größere Diapedesen oder Blutungen aus zerrissenen Gefäßen vorhanden sind.

Die Zellen sind gegenüber denselben Elementen von älteren Prozessen dieser Art klein; nur vereinzelt finden sich auch größere Formen. Ihre Gestalt ist meist unregelmäßig rundlich, mit verschieden großen und verschieden geformten Ecken und Zacken; daneben finden sich viele unregelmäßig polygonale und auch einzelne walzenförmige Formen, welch letztere nach Merzbacher häufig als gliogene Abräumzellen anzusehen sind.

Die Kerne der ausgebildeten Abräumzellen sind klein, rund und liegen meist etwas exzentrisch; es kommen auch einzelne Zellen mit zwei, selbst drei kleinen Kernen vor.

Die lipoiden Einschlüsse sind in diesem Stadium in den Abräumzellen zum größten Teil in Form von feinsten einzelnen Tröpfchen enthalten, welche bald regelmäßig über den ganzen Zelleib verteilt sind, bald nur ein gewisses verschieden großes Areal desselben einnehmen. Nur in vereinzelten größeren runden Abräumzellen finden sich auch kompaktere Fetteinschlüsse in Form von größeren Tropfen. Daneben liegen feinste Lipoidtröpfchen allenthalben frei im Gewebe ohne ersichtlichen Zusammenhang mit zelligen Elementen.

Eine Sonderstellung gegenüber solchen bereits in voller Funktion befindlichen, wenn auch jugendlichen Abräumzellen nehmen einzelne Zellen der Blutgefäßwände ein. Es finden sich nämlich an größeren Blutgefäßen Endothel- und Adventitiazellen, in deren Protoplasmaleib ein einziges kleines Lipoidtröpfchen eingeschlossen erscheint; solche Zellen stehen noch fest in ihrem ursprünglichen Gewebsverband in der Blutgefäßwandung und weisen im übrigen keine morphologischen Unterschiede gegenüber anderen gleichartigen Zellen auf, die kein Lipoid enthalten. Es handelt sich hier nach den Merzbacherschen Untersuchungen offenbar um Initialstadien der Umwandlung von Gefäßzellen in Abräumzellen.

In Präparaten aus Prolapsen, welche nach der ersten Abtragung wiedergewachsen und 1—3 Tage nach der ersten Exzision abgetragen wurden, weisen die lipoidhaltigen Abräumzellen gegenüber den eben beschriebenen Formen bereits Veränderungen der Gestalt und Häufigkeit auf. Sie liegen streckenweise dicht nebeneinander im Gewebe, ohne sich jedoch zu berühren. Der Zusammenhang von Abräumzellhaufen mit Blutgefäßen ist nicht mehr deutlich, da auch im Gewebe verstreut solche Anhäufungen vorkommen, besonders häufig zugleich mit streckenweise auftretenden jungen mesodermalen Zellen.

Nunmehr finden sich unter den in Rede stehenden Zellen in der Mehrzahl große runde oder polygonale Formen, welche einen bis drei verschieden große Kerne, häufig wandständig, enthalten. Die lipoiden Einschlüsse zeigen schon häufig die Form von größeren Tropfen und Kugeln, ein Hinweis auf bereits vorhandene Grobmaschigkeit des Zellgerüstes und damit auf höheres Alter der Zellen.

Als Nebenbefund zeigen sich in solchen Präparaten die Wände von jungen Blutgefäßen häufig stark fetthaltig; die Lipoidsubstanz ist in der ganzen Gefäßwand durchgängig in Form feinster Tröpfchen gelagert, so daß dieselbe wie feinst rot bestäubt aussieht. Dieser Befund dürfte als beginnende fettige Degeneration anzusehen sein und steht im Einklang mit der bereits oben berichteten Feststellung, daß in wiedergewachsenen Prolapsen häufig Degenerationserscheinungen an den zahlreich neugebildeten Blutgefäßen auftreten.

Solche feinste Fetttröpfchen in Form feinster Bestäubung finden sich hier vielfach auch frei im Gewebe.

In noch um 1—2 Tage älteren Prolapsen liegen große kugelige Abräumzellen stellenweise bereits so dicht, daß sie sich aneinander abplatten und damit nach Merzbacher als identisch mit den sonst als epitheloid bezeichneten Zellen anzusehen sind. Die Lipoidsubstanz ist bei diesen Formen ganz gleichmäßig über den ganzen Zelleib verteilt, so daß dieser wie grob rot granuliert aussieht. Der Kern solcher Zellen ist immer wandständig und scheint vielfach der Zelle förmlich aufzusitzen. Mesodermale Zellzüge nehmen hier größere Gebiete der Präparate ein; auch sie tragen in diesem Stadium vielfach Lipoidsubstanz, sind also ihrer biologischen Funktion nach als Abräumzellen anzusehen. Das Fett ist in ihnen in Form feinster Tröpfchen enthalten, welche im spindelförmigen Zelleib entweder mehr vereinzelt oder in kleinen Häufchen liegen. Zwischen solchen mesodermalen Abräumzellen finden sich wieder große runde ältere Formen mit kompaktem Fettgehalt und wandständigem Kern.

In nekrotisierenden Teilen der untersuchten Gewebe, welche durch schlechte Färbbarkeit der Zellkerne mit Hämatoxylin und gehäuftes Vorkommen von Kerntrümmern auffallen, finden sich neben reichlichsten freien Fetttröpfchen im Gewebe regressiv veränderte Abräumzellen; in solchen ist der Kern nur mehr ganz blaßbläulich oder überhaupt nicht mehr gefärbt; die Zellen selbst sind viel kleiner als die eben beschriebenen Kugelformen. Die Lagerung der lipoiden Substanz in ihnen und in der unmittelbaren Umgebung erweckt den Eindruck, als würde das Fett teilweise wieder aus der Zelle freigeworden sein, indem in unmittelbarer Nähe der Zelle Häufchen von Fetttröpfchen liegen, die teilweise auch noch mit dem in der Zelle enthaltenen Fett zusammenhängen.

Die fettige Degeneration der Wände einzelner Blutgefäße ist in diesem Stadium vorgeschrittener, indem die lipoide Infiltration der Gefäßwand kompakter und von größerer Ausdehnung ist.

In dem ältesten untersuchten Prolaps endlich, welcher 24 Tage nach der ersten Exzision abgetragen worden war, findet sich eine gleichmäßig dichte Lagerung der Abräumzellen im ganzen Präparat und tragen etwa die Hälfte aller überhaupt vorhandenen Zellen lipoide Substanz. Sie sind kugelig oder polygonal mit wandständigen Kernen und mit kompakten Fettmassen beladen; daneben erscheinen Formen, welche nach ihrer spindeligen Gestalt als mesodermale Zellen angesprochen werden dürfen, jedoch hier ebenfalls dicht mit Fett beladen sind. Endlich finden sich, mehr vereinzelt, große polygonale Zellen mit förmlich aufsitzendem Kern, welche ungefähr in der Mitte der Zelle eine nur blaßblau gefärbte, gegenüber dem fettbeladenen peripheren Zellteil unscharf begrenzte Stelle aufweisen; auch hierin haben wir nach Merzbacher sehr alte, zum Teil regressiv veränderte Abräumzellen zu sehen.

Auch in den Blutgefäßwänden liegen in diesem Stadium ausgebildete Abräumzellen oft ziemlich dicht, jedoch immer nur in der äußeren Wandschicht. Ob es sich hier um von außen eingewanderte Abräumzellen handelt, welche nach Merzbachers Ansicht ihre Fettlast in die Gefäße zu entleeren hätten, oder um umgewandelte Adventitiazellen, läßt sich nicht entscheiden; beide Annahmen sind möglich.

b) Hirnprolaps nach aseptischer Trepanation über lokal gesundem Gehirn.

Im Erstprolaps, welcher von einer aseptischen Operation über lokal gesundem Gehirn stammt, sind mittels der Fischer-Herxheimer'schen Fettreaktion ebenfalls massenhaft Abräumzellen darstellbar. Sie liegen hier in dem gefäßreichen Prolapsgewebe in ganz charakteristischer Anordnung: In den Maschen des Gewebes, welche von den kreuz und quer verlaufenden Blutgefäßen gebildet werden, finden sich Haufen von lipoidhaltigen Zellen; dieselben liegen meist so dicht, daß sie sich aneinander abplatten, sind also nach Merzbacher als sogenannte epitheloide Zellen anzusehen.

Meist füllen sie die Gewebslücken zwischen den Blutgefäßen vollständig aus, so daß gesagt werden darf, daß das Prolapsgewebe in diesem Stadium überwiegend aus Blutgefäßen mit deren zelligen Elementen und aus Abräumzellen besteht.

Die vorhandenen Abräumzellen unterscheiden sich morphologisch vielfach voneinander. Vorherrschend sind große kugelige oder rundlich polygonale Formen vertreten, welche dicht mit Fett beladen sind und meist einen, selten zwei wandständige Kerne besitzen, also ältere Formen darstellen. Daneben finden sich aber auch zahlreiche jüngere Zellelemente dieser Art; dieselben sind ebenfalls meist rundlich, aber viel kleiner als die eben besprochenen älteren Formen. Die Kerne liegen mehr zentral und nehmen oft einen Großteil der relativ kleinen Zellen ein, so daß um sie nur ein schmaler Saum von Protoplasma und Lipoid zu erkennen ist. Die Fettsubstanz ist in diesen Formen nicht in kompakten Kugeln, sondern in kleinen Tröpfchen verteilt enthalten, so daß auf ein feines Retikulum im Zelleib geschlossen werden darf, wie es eben in jugendlichen Zellen vorkommt.

Mehr vereinzelt finden sich weiterhin noch große Abräumzellen, welche regressive Veränderungen aufweisen; es sind dies riesige runde oder polygonale Zellen mit kompaktem Fettinhalt, deren Kerne sich nur schwer mit Hämatoxylin färben und unregelmäßige, oft unscharfe und eckige Form zeigen.

In dem wiedergewachsenen Prolaps von demselben Fall sind die Abräumzellen recht unregelmäßig verteilt. Im neugebildeten derben Bindegewebe finden sich gar keine lipoidhaltigen Zellen. Dagegen liegen in einem noch etwas gefäßreichen Teil der Präparate gehäufte Abräumzellen zwischen den Gefäßen, noch viel dichter gelagert als im Erstprolaps, so, daß die Gefäßmaschen einfach vollgepfropft erscheinen mit solchen Elementen.

Die Abräumzellen sind fast durchwegs groß und kugelig und tragen das Fett in Form von großen Tropfen, welche oft die ganze Zelle als fast homogene rote Kugel erscheinen lassen. Daneben finden sich spärlich Zellen, welche das Fett in Form feinerer Tropfen enthalten.

Die Kerne sind, wo färbbar, klein, rund und wandständig oder sitzen dem Zellkörper auf. Weitaus die überwiegende Anzahl von Abräumzellen enthält aber keinen färbbaren Kern mehr, so daß die Zellen als kernlose rote Kugel erscheinen.

Die Homogenisierung des Fettinhaltes der Zellen, bedingt durch allmählichen Zerfall des ursprünglich feinmaschigen Gitterwerks, sowie der Verlust eines färbbaren Kernes sind nach Merzbacher als degenerative Alterserscheinungen der in Rede stehenden Zellen anzusehen. Neugebildete junge Abräumzellen finden sich in diesen Präparaten nicht; es dürfte berechtigt sein anzunehmen, daß mit dem Fortschreiten der narbigen bindegewebigen Organisation die biologische Aufgabe der Abräumzellen in Wegfall kommt; deshalb gehen die vorhandenen Zellen dieser Art allmählich zugrunde, ohne daß eine Neubildung solcher Elemente stattfindet.

In dem 7 Tage nach dem eben beschriebenen Prolaps neuerlich aufgetretenen Prolaps wurden mittels der Hämatoxylin-Eosinfärbung (s. S. 49) akut entzündliche Veränderungen festgestellt. Dementsprechend sind bei diesem Prozeß Zerfallsprodukte und das neuerliche Auftreten von Zellen, welche den Abtransport derselben zu übernehmen haben, zu erwarten.

Es findet sich in den entsprechenden Präparaten tatsächlich viel Lipoid in Form feiner und feinster Tröpfchen frei im Gewebe. Außerdem sind aber auch wieder zahlreiche lipoidhaltige Zellen vorhanden, welche die Charaktere von jugendlichen Abräumzellen tragen; dieselben sind klein, rundlich oder polygonal, auch mit Fortsätzen versehene Formen kommen vor. Die Kerne sind zentral gelegen und gut gefärbt. Das Fett ist in Form von feinsten Tröpfchen in den Zellen enthalten, nirgends finden sich ältere Formen mit kompakteren Lipoidmassen.

Die Verteilung der Abräumzellen im Gewebe entspricht der in jenen Erstprolapsen, welche akut entzündliche Veränderungen aufweisen: Abräumzellen kommen allenthalben im Gewebe verstreut vor, um die Blutgefäße treten sie mehr gehäuft auf.

D. Zusammenfassung der histologischen Befunde.

Aus den im vorigen berichteten Ergebnissen der verschiedenen bei der Untersuchung der Hirnprolapse in Anwendung gekommenen Färbemethoden ließen sich folgende Gesichtspunkte gewinnen:

Im **Hirnprolaps nach infektiösen Hirnwunden** beherrschen **akuteste enzephalitische Erscheinungen** das Bild, wie sie Friedmann in seinen Tierexperimenten bei der akuten infektiösen Enzephalitis gefunden hat.

Bei Erstprolapsen, welche nach traumatischer Hirnzertrümmerung durch Schußverletzung entstanden sind, stehen im Vordergrunde akut entzündliche Erscheinungen, welche sich der Hauptsache nach durch Infiltration des perivaskulären Gewebes mit weißen Blutelementen kennzeichnen. Insbesondere findet dieser Vorgang auch in der Pia und den von ihr aus in das Gehirn strebenden Gefäße statt. Zur selben Zeit setzt eine rapide Neubildung von Blutgefäßen ein, deren Wandungen in der Folge teils progressive, teils regressive Veränderungen eingehen. Wie bei jeder akuten Enzephalitis treten auch hier oft ausgedehnte Blutungen durch Diapedese oder Gefäßzerreißung in Erscheinung.

Sehr bald erstreckt sich der Entzündungsvorgang weiterhin in das Gewebe und verliert mehr weniger seinen deutlichen Zusammenhang mit den ursprünglich vorhandenen oder neugebildeten Blutgefäßen.

Es bilden sich Herdchen von polynukleären Leukozyten, die bald der Nekrose anheimfallen.

Auffallend gering scheint der Anteil ödematöser Bildungen an dem beim Hirnprolaps ablaufenden pathologischen Prozeß zu sein, da sich ödematöse Stellen nur in kleiner Anzahl und geringer Ausdehnung unregelmäßig verteilt im Gewebe vorfinden.

Die spärlichen noch vorhandenen Ganglienzellen zeigen weitgehende Degenerationserscheinungen schon bei Anwendung der Hämatoxylin-Eosin-Färbung. Ebenso zeigen sich die Achszylinder weitgehend degeneriert, während die Markscheiden länger dem Zerfall zu widerstehen vermögen. Die Gliafärbung ergibt in diesem Stadium eine Vermehrung und Vergrößerung der protoplasmatischen Gliaelemente, jedoch finden sich neben Zeichen der Hypertrophie auch solche beginnenden und fortgeschrittenen Verfalles. In weiten Strecken des in Rede stehenden Gewebes fehlen gliöse Elemente überhaupt.

Gleichzeitig mit Erscheinungen entzündlichen Gewebszerfalles setzt auch das Auftreten von Zellformen ein, welche der biologischen Aufgabe des Abtransportes von pathologischen Zerfallsprodukten dienen.

Es treten zunächst spärlich gekörnte Abräumzellen auf, deren Bildung aus mesodermalen und ektodermalen Zellelementen sich oft deutlich verfolgen läßt. Besonders von den mesodermalen Zellen der Blutgefäße scheint eine reichlichste Aussaat von Abräumzellen auszugehen, da in den Erstprolapsen junge derartige Zellen sich überwiegend und oft gehäuft nur in unmittelbarer Umgebung der Gefäße vorfinden.

In späteren Stadien des in Rede stehenden pathologischen Vorganges, etwa vom 7. Tage an, steigert sich nach den histologischen Bildern die Tätigkeit der Abräumzellen wesentlich. Sie finden sich in immer größerer Anzahl, oft in dichten Haufen gelagert und häufig mit mehreren Kernen versehen. Auch sind sie nunmehr aus der unmittelbaren Umgebung der Blutgefäße weithin ins Gewebe gewandert und lassen keinen räumlichen Zusammenhang mit diesen mehr erkennen.

Die Erscheinungen akutester entzündlicher Zellinfiltrationen von den Gefäßen aus beginnen zu dieser Zeit bereits geringer zu werden, dagegen setzt nunmehr die Neubildung von Bindegewebe zunächst in den Wänden größerer Blutgefäße ein und erstreckt sich von dort aus manchmal bereits eine Strecke weit in das perivaskuläre Gewebe. Zahlreiche Gefäße trombosieren und es beginnt stellenweise die Organisation der Thromben.

Vom 10. Tage an etwa wird die Tätigkeit der Abräumzellen mit dem fortschreitenden Geringerwerden der Entzündungserscheinungen immer mehr reduziert, die meisten vorhandenen Abräumzellen liegen in dichten Haufen, sich aneinander abplattend, sind also vorwiegend dem epitheloiden Typus zuzurechnen. Die einzelnen Zellelemente dieser Art beginnen Alterserscheinungen in Form von besonderer Größe, großen kugeligen Fetteinschlüssen und wandständiger Lagerung des Kernes aufzuweisen.

Sehr häufig finden sich nunmehr junge Spindelzellen im Gewebe und es lassen sich mit Säurefuchsin auch derbere junge Bindegewebszüge frei im Gewebe nachweisen. Die bindegewebige Verdickung der Blutgefäßwandungen schreitet fort und in Gefäßthromben treten Bindegewebsfasern auf.

Die Markscheidenreste werden während dieser Zeit immer spärlicher und zeigen immer hochgradigere Degenerationserscheinungen, bis schließlich mit der Weigertfärbung nur mehr vereinzelte bläuliche Krümel bei starker Vergrößerung nachweisbar sind.

Ganglienzellen und Achsenzylinder sind vom 7. Tage des in Rede stehenden Prozesses an und weiterhin überhaupt nicht mehr nachweisbar.

Fortschreitende Degeneration zeigen auch die protoplasmatischen Gliaelemente, welche anfänglich in einzelnen Präparaten vielleicht einen Ansatz zur Vermehrung und Wucherung gezeigt hatten, indem stellenweise gehäuft Riesenastrozyten aufgetreten waren.

Vom 7. Tage an verschwinden solche Zellen vollkommen, dafür finden sich kleine Spinnenzellen mit derben Fortsätzen und vielfach degenerativ verändertem Kern. Daneben lassen sich zu dieser Zeit jedoch auch schon fortgeschrittene Entartungsformen als walzen- oder wurstförmige, fortsatzarme, auch amöbenähnliche Zellen nachweisen. Unregelmäßige grobe Granulierung, fleckenweise Homogenisierung der Granula, Vakuolenbildung finden sich in diesen Zellen als weitere Degenerationszeichen häufig. Außerdem fehlen in weiten Strecken der bezüglichen Präparate färbbare Gliaelemente überhaupt.

Der Gliazerfall schreitet mit zunehmendem Alter des pathologischen Prozesses unaufhaltsam vorwärts und protoplasmatische Gliaelemente lassen sich immer seltener nachweisen. Am längsten erhalten sich in der unmittelbaren Umgebung der Blutgefäße Gliazellen, wenn auch im einzelnen weitgehend entartet.

Wesentlich resistenter als die protoplasmatische Glia erweisen sich vielfach die Gliafasern und die Membrana gliae perivascularis; zum Teil kommt es sogar zu hypertrophischen Bildungen der faserigen Glia und der gliösen Gefäßgrenzhaut. Aber auch diese Gebilde weisen bald Entartungszeichen in Form von unregelmäßigem Verlaufe, Auftreibungen und Verdickungen und blasigen Bildungen auf. Weiterhin darf die immer geringergradige Färbbarkeit auch der faserigen Elemente mit als Entartungszeichen bewertet werden.

Dagegen ergibt die Untersuchung des **Erstprolapses 12 Tage nach aseptischer Operation über lokal gesundem Gehirn,** daß hier das **Endstadium einer aseptischen Hirnentzündung** vorliegt, so wie es Friedmann bei seinen Experimenten über die Ätzenzephalitis stattgefunden hat.

Dasselbe charakterisiert sich durch massenhafteste Gefäßneubildung und besteht aus einem sukkulenten Gewebe, welches massenhaft Blutgefäße enthält und sehr zellreich ist.

Entzündliche Erscheinungen sind nicht mehr nachweisbar. Das pathologische Gewebe grenzt sich gegen das darunterliegende Gehirngewebe ziemlich scharf ab, wenn sich auch einzelne Inseln und Zapfen in dasselbe erstrecken. Nervöse Elemente sind in diesem Gewebe nicht mehr vorhanden, außerhalb der Gefäße finden sich nahezu nur Abräumzellen in lebhaftester Tätigkeit, zum geringen Teil auch schon regressiv verändert.

Das unter dem pathologischen Gewebe liegende Gehirn läßt histologische Merkmale dafür erkennen, daß es an dem Krankheitsvorgange nicht unbeteiligt geblieben ist. Progressive und regressive Veränderungen an den Blutgefäßen, vereinzelt Auswanderung von Leukozyten, zum Teil weit vorgeschrittene schollige Degeneration der spärlich nachweisbaren Ganglienzellen, Übergangsbilder von Glia- zu gekörnten Abräumzellen lassen auf die Beteiligung des unterliegenden Gehirnes an dem pathologischen Prozesse schließen.

In dem 13 Tage später abgetragenen, an derselben Stelle neuerlich gewachsenen Prolaps ist dagegen eine fast vollendete **bindegewebige Organisation** zu erkennen. Er besteht nahezu ausschließlich aus derben Bindegewebszügen, zum Teil schon älteren Datums. Einzelne Gefäße mit fibrös verdickter Wandung und Resten von Leukozytenevasion weisen darauf hin, daß die vorhandene bindegewebige Organisation einer vorher abgelaufenen Entzündung ihre Entstehung verdankt. Außerdem finden sich auch hier massenhaft epitheloid gelagerte Abräumzellen in unmittelbarer Umgebung der Blutgefäße. Sie sind durchwegs groß, kugelig, enthalten die Fetteinschlüsse in Form von großen Fettkugeln und besitzen kleine runde, wandständige oder aufsitzende Kerne. Diese Zellen dürfen also nach Merzbachers Untersuchungen als über 3 Wochen alt angesprochen werden.

In dem 6 Tage älteren neuerlich gewachsenen Prolaps finden sich die Gefäße in **akutem entzündlichem Reizzustand,** es zeigt sich stürmische Auswanderung von Leukozyten, sowie reichliche Diapedesen und Blutungen. Die dem Prolaps aufliegende Pia nimmt in der schon oben beschriebenen Weise an dem entzündlichen Vorgange teil.

Die hier nachweisbaren Abräumzellen sind durchwegs als jugendlich anzusprechen, sie sind klein, besitzen einen polygonalen gegitterten Zelleib, einen kleinen zentralgelagerten gut gefärbten Kern und enthalten das Lipoid in Form feinster Tröpfchen. Sie liegen, so wie dies beim infektiösen Erstprolaps beschrieben worden ist, nahezu ausschließlich gehäuft in der unmittelbaren Umgebung von entzündlich gereizten Blutgefäßen.

IV. Ergebnisse der eigenen Untersuchungen.

Die Untersuchungen der sekundären Hirnprolapse an Schußverletzungen des Gehirns haben ergeben, daß bereits in den Erstprolapsen nach solchen Hirnwunden eine ausgebreitete akuteste hämorrhagische Enzephalitis in der in Rede stehenden pathologischen Bildung besteht, welche im Verlaufe des weiteren oder neuerlichen Wachstums des Prolapses wie jede Enzephalitis zunächst fortschreitenden Charakter zeigt und schließlich zu sekundärer Bindegewebsorganisation führt.

Der letztere Vorgang konnte wegen Mangel an geeignetem Material nur in seinem Beginn festgestellt und bei den Prolapsen an Schußverletzungen nicht bis in seine Endstadien verfolgt werden.

Während die dem entzündlichen Prozeß zugehörigen zelligen und anderweitigen Gewebselemente mit dem zunehmenden Alter des Hirnprolapses eine immer größere Ausbreitung in demselben annehmen, gehen die dem Nervensystem zugehörigen Gewebselemente, besonders auch die Neuroglia, sehr rasch zugrunde.

Es kann also der Neuroglia ein Anteil an dem oft beobachteten weiteren Wachstum des Prolapses keinesfalls zugesprochen werden.

Es erhebt sich daher die Frage, welche Rolle beim Zustandekommen des infektiösen Hirnprolapses den ablaufenden enzephalitischen Veränderungen zuzusprechen sein wird.

Wie aus der Literatur ersichtlich ist, sind entzündliche Veränderungen bereits von verschiedenen Autoren in dieser Hinsicht angeschuldigt worden.

Bruns, Lebeau, Reinking betrachten entzündliche und exsudative Prozesse als Ursache einer fortdauernden Hirndruckerhöhung, welche zu einer Verdrängung von Gehirnsubstanz aus dem Schädelkavum führen soll. Sie äußern sich nicht darüber, an welchem Orte des Gehirns sich diese Veränderungen abspielen. Chipault, Eschweiler und Cords sprechen von Entzündung jenes Hirnteiles, welcher direkt unter der Schädellücke liegt.

Reinking u. a. weist darauf hin, daß entzündliches Ödem im Prolaps selbst dessen Vergrößerung mitbedinge, er meint aber auch, daß eine solche Vergrößerung teilweise durch Wucherung der Neuroglia verursacht werde.

Pathologisch-histologische Untersuchungen, welche ausführliche Belege für die eben angeführten Anschauungen geben, sind in der Literatur jedoch nicht vorfindlich.

In der vorliegenden Arbeit wurden zunächst sekundäre Erstprolapse nach Gehirnschüssen untersucht, bei welchen 4—6 Tage zwischen der operativen Wundtoilette und dem Auftreten des Hirnprolapses verstrichen waren. Sofort oder in längstens 3 Tagen nach der ersten Beobachtung des Prolapses wurde die operative Verkleinerung oder Abtragung vorgenommen.

Es waren also bei den untersuchten Hirnvorfällen keinesfalls mehr als 4 Tage zwischen dem ersten Auftreten und der operativen Abtragung des histologischen Materials verstrichen.

Zu dieser Zeit (also in den ersten vier Tagen) fanden sich bereits sehr weitgehende entzündliche Veränderungen, insbesondere massenhaft neugebildete Blutgefäße.

Vom 7. Tage des in Rede stehenden Prozesses an setzt bereits die Bindegewebsneubildung ein, indem einerseits von Blutgefäßen aus junge Bindegewebszüge in das Gewebe entsendet werden, anderseits Spindelzellen auftreten.

Weiterhin, etwa vom 10. Tage ab, beginnen die massenhaft vorhandenen Abräumzellen bereits Alterserscheinungen aufzuweisen.

Ganglienzellen und Nervenfasern sind schon in den Erstprolapsen nur in ganz geringem Ausmaße mehr zu finden und auch dort, wo sie noch vorhanden sind, bereits mit weitgehenden Entartungserscheinungen versehen.

Aus diesen histologischen Befunden ergibt sich, daß in den Sekundärprolapsen nach Schußverletzungen des Gehirns das Gewebe sich im Zustande einer **Encephalitis haemorrhagica acuta** befindet; anderseits lassen die morphologischen Eigentümlichkeiten der einzelnen Formelemente des entzündeten Gewebes gewisse Schlüsse auf das Alter der nachgewiesenen enzephalitischen Veränderungen zu.

Nach Friedmann (106) gehen bei der eitrigen Enzephalitis vom 3. Tage ab Ganglienzellen und Nervenfasern zugrunde. Zur selben Zeit beginnt die Neubildung von Blutgefäßen. Vom 7.—12. Tage nach der Infektion ist der Entzündungsreiz bereits schwächer geworden. Die Blutgefäße extravasieren nicht mehr so massenhaft weiße Blutelemente und es beginnen sich jetzt überall junge Spindelzellen zu zeigen.

Da in dem vorliegenden Material sich bereits vom 4. Tage an weitgehender Zerfall der Ganglienzellen und Nervenfasern und massenhaft neugebildete Blutgefäße von zum Teil größerem Kaliber vorfinden, wird geschlossen werden dürfen, daß der entzündliche Vorgang, welcher im erstmaligen sekundären Prolaps festgestellt wurde, nicht jünger ist als eben 4—6 Tage.

In 7—10 Tage alten Hirnprolapsen finden sich bereits junge Spindelzellen.

Dies läßt nach Friedmanns Experimenten ebenfalls den Schluß zu, daß der ablaufende Entzündungsprozeß etwa ebenso alt ist.

Es erscheint mit diesen Feststellungen zunächst der Beweis erbracht, daß bei Hirnprolapsen nach Hirnschuß **die Entzündungsvorgänge im Prolaps nicht als sekundäre Veränderungen** in demselben **anzusprechen sind,** sondern daß sie bereits zu einer Zeit eingesetzt haben müssen, zu welcher ein Hirnvorfall noch nicht vorgelegen hat.

Diese Feststellungen treffen für alle drei in der vorliegenden Arbeit untersuchten infektiösen Hirnprolapse zu. Es ist nun eine altbekannte Tatsache, daß eine konstante Erscheinung bei entzündlichen Vorgängen die Schwellung des entzündeten Gewebes ist, welche in der Regel durch die entzündlich bedingten ödematösen und exsudativen Prozesse, durch die stets vorhandene

Vermehrung von zelligen Elementen außerhalb der Blutgefäße, sowie durch Neubildung von Blutgefäßen selbst hervorgerufen wird.

In dem untersuchten Material konnten ödematöse Gewebsteile nur in geringem Ausmaße vorgefunden werden. Die Größe ihrer Ausdehnung, sowie ihre Zahl ist eine vollkommen inkonstante und erreicht keine hohen Werte. Insbesondere konnte kein einziges Präparat gefunden werden, welches durchgängig die histologischen Merkmale des Ödems aufgewiesen hätte.

Dagegen erreicht die Neubildung von Blutgefäßen in dem vorliegenden Material vielfach sehr hohe Grade, sowohl in bezug auf Anzahl als auch auf Kalibergröße der neugebildeten Blutgefäße.

Weiterhin ist die Zellvermehrung im extravaskulären Gewebe eine außerordentlich hochgradige.

Während in einem pathologisch nicht veränderten Gehirn bei einer Vergrößerung von 620 × linear im Rindengebiete in einem Gesichtsfeld im Durchschnitt zwischen 22 und 48 Zellen gezählt wurden, fanden sich bei der gleichen Vergrößerung in Erstprolapsen als Durchschnittswerte 203, 197 Zellen, in einem 7 Tage alten 196, in einem 8 Tage alten 166 Zellen in einem Gesichtsfeld. Daß eine so gewaltige Vermehrung von zelligen Elementen an und für sich einen größeren Bruchteil der Volumvergrößerung zu erklären imstande ist, erscheint wohl ohne weiteres verständlich.

Bei eröffneter Schädelkapsel und Dura kann es nach den experimentellen Feststellungen Grasheys (vgl. Abschnitt II) zu einer eigentlichen Drucksteigerung in physikalischem Sinne auch bei lokaler Volumzunahme nicht kommen, wie dies oben ausführlich auseinandergesetzt wurde. Ein fortschreitender Volumzuwachs des Schädelinhaltes kann dann einerseits durch die erleichterte Abflußmöglichkeit von Blut und Liquor auf verschiedenen Wegen zum Teil kompensiert werden, anderseits ist durch die Schädelduralücke die Möglichkeit gegeben, daß Substanz nach außen hin ausweiche, wie dies beim primären Hirnvorfall ja tatsächlich häufig beobachtet wird.

Bei penetrierenden Schußverletzungen des Gehirnes kommt es nun nach Kochers (vgl. Abschnitt II) Feststellungen über den traumatischen Hirndruck zunächst gewiß zu einer hochgradigen Drucksteigerung im Endokranium, welche ja nach forensischen und Kriegserfahrungen so groß sein kann, daß ein großer Teil des Gehirnes im Augenblick des Schusses durch eine verhältnismäßig kleine Ausschußöffnung hinausgetrieben wird. Sehr bald nach der Verletzung jedoch muß sich der Hirndruck physikalisch genommen ausgleichen und es treten nun die von Grashey für den eröffneten Schädel festgestellten Druckverhältnisse ein. Wenn es nun erst einige Tage nach der Eröffnung des Schädels durch ein Projektil mit gleichzeitiger Verletzung des Gehirnes zu einem Hirnprolaps kommt, so kann hiefür die durch die Schußverletzung gesetzte Drucksteigerung nicht mehr verantwortlich gemacht werden, da sich ja längst das physikalische Druckgleichgewicht hergestellt hat. Ebensowenig kann zunächst von einer Volumvermehrung des Schädelinhaltes infolge der Verletzung bei vollkommen durchschlagenden Geschossen gesprochen werden, insbesondere auch nicht bei Tangentialschüssen, da ja durch das Fortreißen von Gewebsteilen an sich eine Volumverminderung erzeugt wird.

In den von mir untersuchten Fällen war es stets zur Hirnabszeßbildung nach Schußverletzung gekommen, ohne daß zunächst ein Hirnprolaps entstanden wäre. In jedem der drei in Rede stehenden Fälle wurde bei der operativen Wundversorgung der Knochen um die Schußverletzung entfernt, die Dura gespalten, der Abszeß entleert und drainiert.

Trotz dieser neuerlich das Volumen des Schädelinhaltes vermindernden Operation bildete sich in jedem Falle ein sekundärer Prolaps, ohne daß eine Eiterretention in der Abszeßhöhle stattgefunden hätte, die als Ursache einer neuerlichen Volumvermehrung hätte angesprochen werden können.

In allen drei von diesen Fällen stammenden erstmaligen Sekundärprolapsen konnten nun, wie oben auseinandergesetzt, frische Entzündungsvorgänge festgestellt werden, deren histologische Merkmale den Schluß zulassen, daß sie vor dem Austreten von Gewebe aus der Duralücke oder mindestens gleichzeitig mit diesem Vorgange eingesetzt haben.

Bei dem Fehlen jeder anderen Erklärungsmöglichkeit für eine das Vortreiben von Gewebe durch die Duralücke verursachende Volumzunahme ist daher der Schluß berechtigt, daß die entzündliche Schwellung des Gewebes selbst es ist, welche zur Volumvermehrung geführt hat. Es erscheint ohne weiteres verständlich, daß eine solche Schwellung zur Ausdehnung des betroffenen Gewebes nach der Stelle des geringsten Widerstandes führen muß, d. h. in diesem Falle, daß entzündlich geschwollenes Gewebe aus der Schädelduralücke nach außen hin austritt und so einen sogenannten Prolaps bildet.

Mit der eben entwickelten Auffassung sind auch weitere Erscheinungen an den in Rede stehenden Sekundärprolapsen leicht erklärlich, welche der Therapie dieses Prozesses so große Widerstände bieten; denn wie aus den vorliegenden Untersuchungen hervorgeht, dauern die enzephalitischen Vorgänge eine Zeitlang an, ehe sie regressiven Charakter annehmen und nehmen während dieser Zeit gewiß auch mehr oder weniger an Ausdehnung zu. Es erreicht also die entzündliche Schwellung mit dem Austreten von Gewebe aus der Schädelduralücke keineswegs ihren Abschluß, sie kann im Gegenteil bei dem Weitergreifen des Entzündungsprozesses an Ausdehnung noch wesentlich zunehmen.

Daraus erklärt sich das stetige Wachstum vieler Prolapse.

Auch die Abtragung des vorgetretenen Gewebes ist naturgemäß nicht imstande, den in der unmittelbaren Umgebung ablaufenden enzephalitischen Prozeß zum Abklingen zu bringen, ja im Gegenteil, der mit der Abtragung unvermeidliche neue Reiz erscheint geeignet, auf die entzündlichen Vorgänge im ungünstigen Sinne zu wirken, so daß es zum Weitergreifen der Entzündung, damit zu neuer Schwellung und zu neuerlichem Austreten von Gewebe aus der Duralücke kommen kann. Auch die Unwirksamkeit eines von vielen versuchten Kompressionsverbandes gegenüber dem Auftreten oder dem weiteren Wachstum eines sekundären Hirnprolapses erscheint damit erklärlich. Ist die Kompression zu schwach, so schwillt eben entzündetes Gewebe trotzdem aus der Duralücke vor; ist sie genügend stark, so daß sie imstande ist, einen dem knöchernen Verschluß des Schädels ähnlichen Widerstand zu leisten, so kommt es infolge der durch die Schwellung bedingten Volumvermehrung des Schädelinhaltes rasch zu bedrohlichen Hirndruckerscheinungen, wie dies aus zahlreichen bezüglichen Versuchen hervorgeht.

Es erhebt sich nun die weitere Frage, ob auch die sekundären Hirnprolapse nach aseptischer operativer Eröffnung des Schädels und der Dura dieselbe Auffassung über die Pathogenese dieses

Prozesses gestatten, wie sie sich aus den vorliegenden Untersuchungen für die Sekundärprolapse nach penetrierenden Schädelschußwunden ergeben hat.

Erfahrungsgemäß kommt es nach operativer Eröffnung eines Hirnabszesses häufig zu sekundären Hirnprolapsen auch dann, wenn der Abszeß nicht im Gefolge einer Hirnverletzung entstanden ist. Die Bedingungen für das Zustandekommen eines Hirnprolapses sind hiebei ganz ähnliche wie bei dem vorliegenden Material. Hier wie dort sind akute enzephalitische Veränderungen vorhanden, welche in der Umgebung des Abszesses zu entzündlicher Schwellung und nach Eröffnung des Schädels und der Dura zum Ausweichen des geschwellten Gewebes nach der Stelle des geringsten Widerstandes, also nach außen hin führen können.

Schwieriger erscheint die Deutung des pathologischen Geschehens bei sekundären Hirnprolapsen, welche nach aseptischer Eröffnung des Schädels und der Dura und bei Krankheitsprozessen auftreten, bei welchen eine Entzündung des Gehirns entweder überhaupt nicht oder zum mindesten am Orte der Trepanation zunächst nicht vorausgesetzt werden kann.

Ein derartiger Fall ist der vierte von mir untersuchte. Hier kam es bei einem Abszeß in der Tiefe des rechten Schläfenlappens nach Fehloperation im vorderen Anteil des rechten Stirnhirnes dort zu einem sekundären Hirnprolaps, an einem Orte also, welcher zu weit von dem Sitze des Abszesses abliegt, als daß hier eine mit ihm zusammenhängende Enzephalitis für das Zustandekommen des Hirnvorfalles verantwortlich gemacht werden könnte.

Das bezügliche untersuchte Material reiht sich aus verständlichen äußeren Gründen (Deckung des Schädel-Duradefektes, längere Spannen zwischen den einzelnen Operationen) nicht in so kurzen Zeitspannen aneinander wie das von den drei ersten Fällen und gestattet deshalb keine so lückenlose Übersicht über die pathologischen Geschehnisse.

In dem von diesem Fall stammenden untersuchten Erstprolaps finden sich zahlreiche Gefäße und massenhaft zellige Elemente, ganz ähnlich wie sie Friedmann als im Endstadium der experimentellen **Ätzenzephalitis** vorkommend beschreibt. Vereinzelte Extravasationen von Leukozyten weisen darauf hin, daß hier ein Reizzustand vorhanden ist, der zu wenn auch ganz geringen entzündlichen Reaktionserscheinungen geführt hat.

Die Bestimmung des Alters der vorgefundenen Veränderungen ist hier schwieriger als bei den untersuchten infektiösen Hirnprolapsen. Nach Friedmann kommt es bei der Ätzenzephalitis nach dem 5. Tag zum Aufschießen neuer Gefäßsprossen sowie zur Gefäßwandverdickung durch Wucherung der Endothelzellen. Das in dem untersuchten Erstprolaps vorliegende Stadium, bei welchem die Blutgefäße bereits den überwiegenden Teil des Präparates einnehmen, stellt also jedenfalls eine Veränderung dar, welche wesentlich älter ist als 5 Tage. Als weiteres Hilfsmittel für die Bestimmung des Alters wird die Morphologie der vorhandenen Abräumzellen herangezogen werden dürfen. Es herrschen große kugelige und rundlich polygonale Formen solcher Zellen vor, welche dicht mit kompakten Lipoidkugeln beladen sind, also als bereits ältere Abräumzellen anzusprechen sind. Sie liegen in den Maschen zwischen den massenhaften Blutgefäßen so dicht, daß sie sich aneinander abplatten, also den epitheloiden Typus von Abräumzellen darstellen.

Friedmann beschreibt nun als spätes Stadium der nicht eitrigen Enzephalitis das Auftreten von Herden, welche aus massenhaften großen epitheloiden Zellen bestehen. Es dürfte nicht unberechtigt sein, das hier vorliegende histologische Bild mit diesem Stadium der nicht eitrigen Enzephalitis zu identifizieren.

Hieraus ergibt sich, daß der in vorliegender Arbeit untersuchte erstmalige Sekundärprolaps nach aseptischer Trepanation und Duraeröffnung über lokal gesundem Gehirn aus pathologischem Gewebe besteht, welches im Verlaufe einer nicht eitrigen Enzephalitis entstanden ist. Diese Enzephalitis muß in dem vorliegenden Falle bereits längere Zeit bestehen, da das histologische Bild ein spätes Stadium dieser Erkrankung darstellt.

Fragen wir uns nun nach der Ursache, welche für das Auftreten dieser nicht eitrigen Entzündung verantwortlich gemacht werden kann, so ergibt sich ungezwungen die berechtigte Vermutung, daß die mit der ersten Operation unvermeidlich verbundenen Reize (Eröffnung der Dura, Abtasten des Gehirns, Verletzung des Gehirns und der weichen Häute durch Punktion) es sind, welche eine wesentliche Bedingung für die entzündliche Reaktion gebildet haben.

Das sukkulente Gewebe mit zahlreichen neugebildeten Blutgefäßen und massenhafter Zellvermehrung, welches sich in diesem Falle vorfindet, erzeugt gewiß auch eine Zunahme des Volumens des Schädelinhaltes, und es weicht nach der Stelle des geringsten Widerstandes, d. i. in diesem Falle durch die Duralücke nach außen aus.

In dem 23 Tage später abgetragenen, an Stelle des erstmaligen Prolapses wieder gewachsenen Prolaps wurde eine fast vollendete bindegewebige Organisation mit derben älteren Bindegewebszügen und relativ spärlichen Gefäßen gefunden. Um letztere sind spärliche weiße Blutelemente und massenhaft Abräumzellen durchwegs höheren Alters vorhanden.

Dieses histologische Bild darf ebenfalls als Endstadium eines abgelaufenen Entzündungsprozesses angesehen werden. Über die Natur desselben können nur aus dem vorliegenden Bilde seines Endstadiums Schlüsse gezogen werden, da Präparate aus Zwischenstadien fehlen.

Es darf angenommen werden, daß es sich auch hier um einen milde verlaufenden entzündlichen Prozeß gehandelt hat, welcher wesentlich älter ist als der in dem erstmaligen Prolaps dieses Falles beobachtete; denn in dem untersuchten 12 Tage alten Erstprolaps, welcher einer nicht eitrigen Enzephalitis seine Entstehung verdankt, fand sich ein viel weniger weit vorgeschrittenes Stadium der Organisation vor, als in dem in Rede stehenden. Es liegt die Annahme nahe, daß bei Abtragung des Erstprolapses nicht das gesamte, im Zustand der nichteitrigen Entzündung befindliche Gewebe exzidiert wurde und daß sich in den zurückgebliebenen gereizten Gewebspartien die nichteitrige Enzephalitis bis zu dem vorgeschrittenen Stadium bindegewebiger Organisation weiter entwickelt hat, welches in dem in Rede stehenden Prolaps nachzuweisen ist.

In dem nach 6 weiteren Tagen wieder gewachsenen Prolaps finden sich die Kennzeichen einer frischen ziemlich stürmisch verlaufenden Enzephalitis, und das histologische Bild unterscheidet sich nicht wesentlich von dem in Erstprolapsen nach Hirnschußverletzungen. Der Reiz, welcher für die hier vorliegende Entzündung verantwortlich zu machen ist, muß also ein recht intensiver gewesen sein und es ist vielleicht die Vermutung nicht von der Hand zu weisen, daß hier eine endogene oder zufällige exogene Infektion stattgefunden haben mag.

Aus den im vorliegenden niedergelegten Tatsachen und Überlegungen ergibt sich also als Schlußfolgerung, daß die in vorliegender Arbeit untersuchten Hirnprolapse aus einem Gewebe bestehen, welches in den drei ersten Fällen die Kennzeichen einer eitrigen, im vierten Falle zunächst einer nichteitrigen Enzephalitis darbietet.

Weiterhin ergibt sich, daß diese Prolapse entstanden sind durch die lokale Schwellung des entzündlich veränderten Gewebes, welche bei jeder Entzündung einen integrierenden Bestandteil der pathologischen Erscheinungen bildet.

Aus diesen Ergebnissen der vorliegenden Untersuchungen lassen sich im Zusammenhalte mit den Literaturberichten über Hirnvorfall, besonders auch über die Tierversuche Schifones und Blegvads gewisse Schlüsse über die Pathogenese des sekundären Hirnprolapses überhaupt ziehen.

In mehreren Arbeiten über Hirnvorfall finden sich Angaben über entzündliche Veränderungen im Prolaps selbst (Reinking, Chipeault, Eschweiler und Cords, O. Mayer).

Schifone konnte feststellen, daß nach Entfernung eines Teiles des Schädelknochens und der Dura bei Hunden ein dauernder Hirnprolaps nur dann auftrat, wenn eine Infektion stattgefunden hatte; bei aseptisch geheilten Tieren trat auch bei sehr großen Schädelduradefekten niemals ein persistenter Hirnprolaps in Erscheinung.

Blegvad kommt auf Grund von Tierversuchen zu der Anschauung, daß die Reizung der freiliegenden Hirnoberfläche auch ohne Infektion zur Enzephalitis und damit zu Vergrößerung und dauerndem Bestehenbleiben eines primären Hirnprolapses führe. Als Reiz genüge schon das Auflegen von Verbandstoffen, therapeutische Versuche gegen den primären Hirnprolaps, wie insbesondere die Kauterisierung und dergl. Es erscheint fraglos (Friedmann), daß eine Reizung der Hirnoberfläche bei der Mehrzahl der aseptisch durchgeführten operativen Schädel-Duraeröffnungen unvermeidlich ist, insbesondere kann auch die Versorgung der Operationswunde leicht zu einer dauernden Reizquelle werden, durch das Auflegen von Verbandstoffen, Einführung von Gazedrains etc.; ja selbst der Verschluß einer Duralücke mittels Knopfnähten dürfte einem so leicht irritablen Organ gegenüber, wie es das menschliche Gehirn, besonders das anderweitig schon erkrankte, darstellt, nicht dauernd reizlos verlaufen. Es dürften also bei einer großen Anzahl von Trepanationen genügend Reizmomente vorhanden sein, welche zum Zustandekommen einer nichteitrigen Enzephalitis, damit zu lokalen Schwellungsvorgängen und beim Vorhandensein einer Duralücke zum Ausweichen des geschwellten Gewebes nach außen führen können. Hiebei dürfte die Intensität jeweiliger Reize und die Disposition des Gehirnes das Zustandekommen oder Ausbleiben oder den Grad der entstehenden entzündlichen Reaktion wesentlich beeinflussen. Hat außerdem noch eine Infektion stattgefunden, entweder infolge primärer Verletzung des Gehirnes oder zufällig bei Trepanation unter ungünstigen Verhältnissen, wie sie beispielsweise jetzt im Kriege oft stattfindet, dann verlaufen die entzündlichen Veränderungen stürmisch, nehmen größere räumliche Ausdehnung an und es kommt damit zu den ausgedehnten Sekundärprolapsen, wie sie nach infektiösen Hirnwunden, Abszeßoperationen etc. nur zu bekannt sind.

Es kann noch die Frage erhoben werden, wie bei der entwickelten Auffassung über das Wesen der sekundären Hirnprolapse deren öfter beobachtete spontane Rückbildung zu erklären wäre. Diesbezüglich darf daran erinnert werden, daß jeder Entzündungsvorgang im Gehirn erfahrungsgemäß zu Einschmelzungsvorgängen und dann zu pathologischer Organisation führt und daß das auf diesem Wege entstehende junge Bindegewebe stets nach kürzerer oder längerer Zeit zu schrumpfen beginnt, was notwendigerweise zu einer Volumverminderung bei dem in Rede stehenden Pozesse, also zu einer Verkleinerung des Prolapses führen muß.

Für diese Ansicht spricht auch die oft beobachtete Tatsache, daß sich sehr große sekundäre Hirnprolapse selten restlos in das Schädelinnere zurückziehen; meist verkleinern sie sich nur um ein gewisses Maß, eben so weit, als das Volumen durch die Narbenschrumpfung vermindert wird und bleiben in dieser endlichen Ausdehnung persistent.

V. Schlußfolgerungen.

Nach den Tatsachen, welche in der Kritik der bisherigen Anschauungen über die Pathogenese des Hirnprolapses erörtert und durch die Betrachtungen über die physikalischen Verhältnisse des Schädelinnendruckes gestützt wurden, muß zwischen primärem und sekundärem Hirnprolaps grundsätzlich unterschieden werden.

Der primäre Hirnvorfall entsteht sofort oder sehr bald nach Eröffnung der Schädeldurakapsel dann, wenn vorher in der geschlossenen Kapsel eine Drucksteigerung infolge Volumvermehrung der eingeschlossenen Masse bestanden hat; er verdankt seine Entstehung der lokalen Druckdifferenz am Orte der Eröffnung; der pathologische Vorgang würde ebenso ablaufen, wenn lebloses Gewebe unter dieselben physikalischen Bedingungen gestellt würde.

Der sekundäre Hirnvorfall entsteht dagegen immer allmählich und oft erst lange Zeit nach traumatischer oder operativer Eröffnung der Schädelkapsel, häufig ohne vorbestandene Vermehrung des Volumens des Schädelinhaltes; eine Erhöhung des intrakraniellen Druckes im physikalischen Sinne kann zu dieser Zeit nach den bezüglichen Untersuchungen Grasheys nicht eintreten. Bei der Entstehung eines sekundären Hirnprolapses sind vitale Vorgänge tätig, welche die zum Auftreten nötige Volumvermehrung des Inhaltes der eröffneten Schädelkapsel erst schaffen.

Experimentelle Untersuchungen am Tier (Schifone, Blegvad) haben den Nachweis erbracht, daß lokale enzephalitische Veränderungen bei der Entstehung sekundärer Hirnprolapse maßgebend wirksam sind. Ähnliche exakte Erfahrungen an vom Menschen gewonnenem Material liegen meines Wissens nicht vor.

Ich habe in diesen Untersuchungen am menschlichen sekundären Hirnprolaps durch ausführliche histologische Untersuchungen das durchgehende Bestehen enzephalitischer Vorgänge feststellen können, deren Entstehung mit dem Auftreten des sekundären Erstprolapses zeitlich zusammenfällt oder ihm sogar vorangeht.

Aus den Ergebnissen der vorliegenden histologischen Untersuchungen geht hervor, daß die sogenannten sekundären Hirnprolapse ihre Entstehung zweifellos einer am Orte ihres Auftretens sich entwickelnden lokalen Entzündung der Hirnsubstanz verdanken. Sowohl diejenigen Prolapse, welche an derselben Stelle wachsen, an der eine Verletzung stattgefunden hat, als auch die, welche sich postoperativ an anderen Stellen entwickeln, an welchen das Gehirn primär scheinbar nicht verändert war, lassen sich auf entzündliche Hirnveränderungen zurückführen.

Im ersteren Fall ist die Genese der entzündlichen Veränderungen aus dem im Gefolge der Verletzung leicht möglichen Eindringen infektiösen Materials in das Gehirn ohne weiters verständlich. Im letzteren Falle weisen die histologischen Befunde zwingend darauf hin, daß zwar keine Entzündungsreize vorhanden waren, welche zu septisch entzündlichen Veränderungen führen konnten, daß aber doch auch hier Entzündungsreize maßgebend wirksam gewesen sind; hierbei bleibt die Frage offen, ob das am Orte der Operation scheinbar nicht veränderte Gehirn nicht doch infolge der anderweitigen Gehirnerkrankung disintegriert und dadurch auch geringen Reizen gegenüber erhöht entzündungsempfänglich gewesen ist.

Die vorliegenden Untersuchungen haben weiterhin ergeben, daß der sogenannte sekundäre Hirnprolaps durch Volumvermehrung zustande kommt, welche durch den Tumor der lokalen Entzündung verursacht ist. Der in Rede stehende Krankheitsprozeß entsteht nicht, wie ursprünglich und seither vielfach angenommen, durch intrakranielle Drucksteigerung, sondern durch Schwellung des entzündeten Gehirns. An der Schwellung hat das Ödem verhältnismäßig geringen Anteil, sie wird größtenteils durch Vermehrung und Erweiterung der Blutgefäße, Blutungen, Vermehrung der zelligen Elemente verursacht.

Es darf nach der im vorliegenden begründeten Auffassung festgestellt werden, daß die ursprüngliche Anschauung über die Pathogenese des Hirnprolapses oder Hirnvorfalles nur insofern für den **primären Hirnprolaps** zutrifft, als derselbe tatsächlich **vorbestandener Drucksteigerung** durch raumbeengende Prozesse im Schädelinnern seine unmittelbare Entstehung dankt.

Demnach handelt es sich in solchen Fällen um einen echten Vorfall von Hirnsubstanz, unabhängig von der histologischen Struktur derselben.

Hingegen ist der sogenannte **sekundäre Hirnprolaps** durch ganz andere pathologische Bedingungen veranlaßt. Hier handelt es sich um eine erst **nach Eröffnung des Schädels** allmählich entstehende, lokale **Volumvermehrung** infolge **septischer oder aseptischer Entzündung**, demnach um eine **lokale entzündliche Hirnschwellung.**

VI. Literaturverzeichnis.

1. Bruns, Praktische Chirurgie. 1854.
2. Demme, Allgemeine Chirurgie der Schußwunden. Würzburg 1863.
3. Pirogoff, Grundzüge der allgemeinen Kriegschirurgie. Leipzig 1864. S. 505.
4. Podratzki, Schußwunde des Gehirnes, Zurückbleiben der Kugel innerhalb der Schädelhöhle, Gehirnvorfall, Heilung. Wiener med. Wochenschr. 1871. Nr. 50.
5. Mack, Zur Kasuistik komplizierter Schädelverletzungen. Deutsche Zeitschr. f. Chir. 1878.
6. Alcock Nixon, Report of the Royal Academy of med. in Irland. Lancet 9, XII. 1883.
7. Bergmann, Die Lehre von den Kopfverletzungen.
8. Denker, Rhinogener Frontallappenabszeß. Fränkels Arch. 10, 416.
9. Knapp, Zeitschr. f. Ohrenheilk. 26, 20.
10. Bockelmann, Ein Fall von Prolapsus cerebri nach komplizierter Schädelfraktur. Deutsche med. Wochenschr. 1889. S. 692.
11. Diller, Americ. Journ. of med. scienc. Philadelphia, Dez. 1892.
12. Müller, Deutsche med. Wochenschr. 1899.
13. Mignon, Ref. bei Caboche, Thèse de Paris. 1901.
14. Tillmanns, Lehrbuch der Chirurgie.
15. D'Antona, Lu nuova chirurgia del sistema centrale. Napoli 1904. Zit. nach Schifone.
16. Schifone, Über die Wirkung großer Resektionen des Schädels und der harten Hirnhaut usw. Zeitschr. f. Chir. 75. 1904.
17. Lebeau, zit. nach Schifone, Operative Chirurgie.
18. Krönlein, Hirnausfluß und Hirnvorfall. Handb. der prakt. Chir. von Bergmann, Bruns, Mikulicz. 2. Aufl. 1905.
19. Koch-Bergmann, Hirnvorfall nach Ohroperationen. Char.-Annal. 30, 616—623. 1906.
20. Reinking, Der Hirnprolaps in der Oto- und Rhinochirurgie. Zeitschr. f. Ohrenheilk. 58, Nr. 1—2. 1909.
21. Chipault, Chirurgie opératoire du système nerveux. Tome 2.
22. Krause, Chirurgie des Gehirnes und Rückenmarkes. Berlin-Wien 1911.
23. Reichardt, Zur Entstehung des Hirndruckes bei Hirngeschwülsten und anderen Hirnkrankheiten und über eine bei diesen zu beobachtende besondere Art der Hirnschwellung. Deutsche Zeitschr. f. Nervenheilk. 28, 305. 1905.
24. Rosental, Zur Methodik der Schädelkapazitätsbestimmung mit Hinsicht auf einen Fall von Hirnschwellung bei Katatonie. Nachtrag, Neurol. Zentralbl. 1914. S. 809.
25. — Intravitale und postmortale Hirnschwellung. Eine Erwiderung auf die Ausführungen Reichardts. Neurol. Zentralbl. 1914. S. 1085.
26. Reichardt, Intravitale und postmortale Hirnschwellung. Neurol. Zentralbl. 1914. S. 1078.
27. — Intravitale und postmortale Hirnschwellung. Neurol. Zentralbl. 1915. 2, 55. Eine Berichtigung der letzten Ausführungen Rosentals.
28. Bruns, Garré, Küttner, Hirnausfluß und Hirnvorfall. Handb. d. prakt. Chir. 1913. S. 271.
29. Ballaban, Über den orbitogenen Hirnabszeß. Prager med. Wochenschr. 1915. Nr. 3. Ref. Neurol. Zentralbl. 1915. S. 353.

30. **Eschweiler und Cords**, Über Schädelschüsse. Deutsche med. Wochenschr. **41**, 431. 1915.

31. **Blegvad**, Bemerkungen zur Behandlung von Schädelwunden. Münch. med. Wochenschrift 1915. **31**, 1065.

32. **Otto Mayer**, Über die plastische Deckung von Duradefekten nach Abtragung von Hirnprolapsen in der Otochirurgie. Zeitschr. f. Ohrenheilk. u. f. d. Krankh. d. Luftwege **73**, 1. 1915.

33. **Grashey**, Experimentelle Beiträge zur Lehre von der Blutzirkulation in der Schädel-Rückgratshöhle. Festschr. d. med. Fakultät d. Univ. München. 1892.

34. **Kocher**, Hirnerschütterung, Hirndruck usw. Wien, Alfred Hölder. 1901.

35. **Bergmann**, Chirurgische Behandlung der Hirnkrankheiten. III. Aufl.

36. **Adamkiewicz**, Sitzungsbericht der kais. Akademie der Wissensch. Wien 1883.

37. — Wiener Klinik 1884.

38. — Wiener med. Wochenschr. 1888.

39. — Funktionsstörungen des Großhirnes. 1888.

40. **Cushing**, Zit. nach **Kocher**, Hirnerschütterung, Hirndruck usw.

41. — The Blood Pressure Reaktion of Acute Cerebrale Compression, illustrated by Cases of Intracranial Hemorrhagie etc. The Amer. Journ. of the Med. Scienc. **125**, 1017.

42. **Schultén**, Langenbecks Archiv **30**.

43. **Sauerbruch**, Blutleere Operationen am Schädel unter Überdruck nebst Beiträgen zur Hirndrucklehre. Mitteil. a. d. Grenzgeb. d. Med. u. Chir. **3**. Suppl. 1907. S. 939.

44. **Tilmann**, Zur Frage des Hirndruckes. Arch. f. klin. Chir. **98**, 826. 1912.

45. — Zentralbl. f. Chir. **39**, 18. 1912.

46. **Hauptmann, A.**, Untersuchungen über das Wesen des Hirndruckes.

47. **Grashey**, Hirndruck und Hirnkompressibilität. Allg. Zeitschr. f. Psych. **43**.

48. **Hill, Leonard**, The physiology and pathology of cerebral circulation. London 1896.

49. **Horsley**, Proceedings of the Royal Soc. **58**. London.

50. **Richet**, Circulation cérébrale. Dictionnaire de Physiologie.

51. **Pfaundler**, Lumbalpunktion bei Kindern. Wien, Braumüller 1899.

52. **Spina**, Pflügers Archiv 1900.

53. — Untersuchungen über die Resorption des Liquors bei normalem und erhöhtem intrakraniellem Druck. Arch. f. Physiol. **83**, 120, 415. 1901.

54. **Naunyn und Falkenheim**, Arch. f. exper. Pathol. **14**.

55. **Francois-Frank**, Sur l'inférence que les variations de la pression intracraniennes et intracardiaques exercent. Laborat. de Marey 1877.

56. **Leber**, Zusammenhang zwischen Sehnervenentzündung und intrakraniellen Erkrankungen. Münch. med. Wochenschr. 1894. Nr. 33.

57. **Elschnig**, Über die sogenannte Stauungspapille. Wiener klin. Wochenschr. 1894. Nr. 51.

58. — Über die pathologische Anatomie und Pathogenese der sog. Stauungspapille. Arch. f. Ophthalmol. **41**, 179.

59. **Krückmann**, Zur Pathogenese der Stauungspapille. Bericht d. Heidelb. ophthalm. Gesellsch. 1897.

60. — Eine weitere Mitteilung zur Pathogenese der sog. Stauungspapille. Arch. f. Ophthalmol. **45**.

61. **Jakobsohn**, Ein Solitärtuberkel des Linsenkerns nebst Bemerkungen zur Theorie der Entstehung der Stauungspapille. Arch. f. Psychol. 1898.

62. **v. Orosz**, Pathogenese und Bedeutung der bei Hirntumoren auftretenden Papillitis. Orvosi Hetilap 1897.

63. **Weeks**, Die Papillitis bei der Gehirngeschwulst. Amer. Journ. med. Assoc. 1899.

64. **Deutschmann**, Diskussionsbemerkung. Neurol. Zentralbl. **23**, 673. 1904.

65. **Vollert**, Drei Fälle höchstgradiger Stauungspapille nach Salvarsaninjektion bei Lues. Münch. med. Wochenschr. **59**, 1960. 1912.

66. **Fejer**, Berl. klin. Wochenschr. 1912. Nr. 15.

67. **Gowers**, Handbuch der Nervenkrankheiten **2**, 498.

68. **Anton**, Gehirnödem und Kompression in **Flatau-Jakobsohn-Minor**, Handb. der pathol. Anatomie des Nervensystems. Berlin 1904. S. 402.

69. Quinke, Meningitis serosa. Volkmanns Samml. klin. Vortr. 1893.
70. — Über Meningitis serosa und verwandte Zustände. Zeitschr. f. Nervenheilk. 9. 1897.
71. v. Hansemann, Über seröse Meningitis. Verhandl. des XV. Kongr. f. inn. Med.
72. Stroebe, Krankhafte Veränderungen der knöchernen Kapsel und der Hüllen des
    Gehirns in Flatau-Jakobsohn-Minor, Handb. d. path. Anat. d. N. S.
73. Huguenin, Ziemßens Handb. d. spez. Pathol. 11.
74. Boenninghaus, Meningitis serosa acuta. Wiesbaden 1897.
75. Baginski, zit. nach Anton.
76. Anton, Hydrocephalien etc. in Flatau, Handb. d. path. Anat. des Nervensystems.
    Berlin, Karger. 1904.
77. Nonne, Über Fälle von Symptomenkomplex „Tumor cerebri" mit Ausgang in Heilung
    (Pseudotumor cerebri). etc. Deutsche Zeitschr. f. Nervenheilk. 27, 169. 1904.
78. — Neue deutsche Chirurgie. XII. Teil II. S. 105.
79. Weber, L. W. und Schultze, I. H., Zwei Fälle von Pseudotumor cerebri mit anatom.
    Untersuchungen. Monatsschr. f. Psych. 23, 212. 1908.
80. Finkelnburg und Eschbaum, Zur Kenntnis des sog. Pseudotumor cerebri mit
    anatomischem Befund. Deutsche Zeitschr. f. Nervenheilk. 38, 35. 1910.
81. Rosental, Histologische Befunde beim sog. Pseudotumor cerebri. Zeitschr. f. d.
    ges. Neurol. u. Psych. Orig. 7, 42. 1911.
82. v. Rokitansky, Pathol. Anatomie, II. Teil. 1856.
83. Reichardt, Zur Entstehung des Hirndrucks bei Hirngeschwülsten und anderen
    Hirnkrankheiten und über eine bei diesen zu beobachtende Art der Hirnschwellung.
    Deutsche Zeitschr. f. Nervenheilk. 28, 305. 1905.
84. — Über Hirnschwellung. Zeitschr. f. d. ges. Neurol. u. Psych. Referate 3, 1. 1911.
85. — Intravitale und postmortale Hirnschwellung. Neurol. Zentralbl. 1914. S. 1078.
86. — Neurol. Zentralbl. 1915. S. 55.
87. Apelt, Deutsche Zeitschr. f. Nervenheilk. 38, 305. 1908.
88. — Neurol. Zentralbl. 1909. S. 1050, Sitzungsbericht.
89. — Weitere physikalische und mikroskopische Untersuchungen der Hirnsubstanz zur
    Klärung der Frage nach dem Zustandekommen der Hirnschwellung. Deutsche
    Zeitschr. f. Nervenheilk. 38. 1910.
90. Pötzl und Schüller, Über letale Hirnschwellung bei Syphilis. Zeitschr. f. d. ges.
    Neurol. u. Psych. 3, Heft 1—2, 139. 1910.
91. Nonne, Syphilis und Nervensystem. Berlin, Karger. 1915.
92. Barbier und Carbone, Biochemische Untersuchungen über die Hirnschwellung.
    a) Die akute Schwellung des Gehirnes und die kolloidale Lehre vom Ödem. Biochem.
    Zeitschr. 49, 293. 1913.
93. Rosental, Zur Methodik der Schädelkapazitätsbestimmung mit Hinsicht auf einen
    Fall von Hirnschwellung bei Katatonie. Neurol. Zentralbl. 1914. S. 728, 809.
94. — Intravitale und postmortale Hirnschwellung. Neurol. Zentralbl. 1914. S. 1085.
95. Krause, Chirurgie des Gehirnes und Rückenmarkes. Berlin 1911.
96. Anton und v. Bramann, Balkenstich bei Hydrocephalien, Tumoren und bei Epi-
    lepsie. Münch. med. Wochenschr. 32, 1674. 1908.
97. — — Chirurgenkongreß. Berlin 1909—1911.
98. Ferrari, Spallanzani. Modena 1882.
99. Donaldson, Journ. of morpholog. 9. Boston 1894.
100. Ramón y Cajal, Eine neue Methode zur Färbung der Neuroglia. Neurol. Zentralbl.
    1915. S. 82.
101. Merzbacher, Untersuchungen über die Morphologie und Biologie der Abräum-
    zellen im Zentralnervensystem. Nißl, Histol. Arbeiten 3, 1. 1910.
102. Held, Die Entwicklung des Nervengewebes bei den Wirbeltieren. Leipzig 1909.
103. K. Schaffer, Zur Kenntnis der normalen und pathologischen Neuroglia. Zeitschr.
    f. d. ges. Neurol. u. Psych. Orig. 30, 1.
104. Eisath, Weitere Beobachtungen über das menschliche Nervenstützgewebe. Arch.
    f. Psych. 48, 896. 1911.
105. Alzheimer, Beiträge zur Kenntnis der pathologischen Neuroglia etc. Nißl, Histol.
    Arbeiten 3, 3. 1910.

106. **Friedmann**, Enzephalitis in Flatau, Handb. der pathol. Anatomie des Zentral-
    nervensystems. Berlin 1904.
107. **Canestrini**, Sinnesleben des Neugeborenen (nach physiol. Experimenten). Berlin,
    Springer 1913.
108. **Hartmann**, Untersuchungen über die unkomplizierten traumatischen Rücken-
    markserkrankungen, Jahrb. f. Psych. u. Neur. Bd. XIX. 1900.
109. **Anton**, Hirnhypertrophie. W. klin. Woch. 1902.

Verzeichnis der abgekürzten Bezeichnungen auf den Mikrophotogrammen.

abz	= Abräumzelle	glf	= Gliafaser
adz	= Adventitiazelle	K	= Zellkern
ap	= apolare Gliazelle	kö	= gekörnte Abräumzelle (Körnchenzelle)
bi	= Bindegewebe	Lip	= Lipoidsubstanz
bl	= Blutung, rote Blutkörperchen	Mgp	= Membrana gliae perivascularis
ep	= epitheloide Abräumzelle	p	= Polynukleärer Leukozyt
ez	= Endothelzelle	Pr	= Protoplasma
G	= Blutgefäß	r	= Rundzelle
ga	= Ganglienzelle	spz	= Spindelzelle
gl	= Gliazelle	thr	= Thrombus.

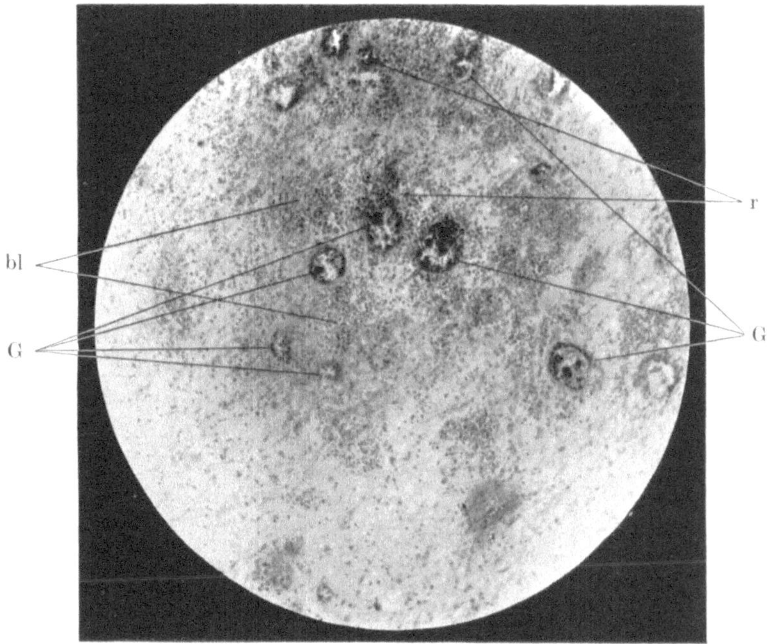

Blutgefäßneubildung, Rundzellenhöschen. (Übersichtspräparat.)
Färbung: Hämatoxylin-Eosin. Vergr.: 62×lin.

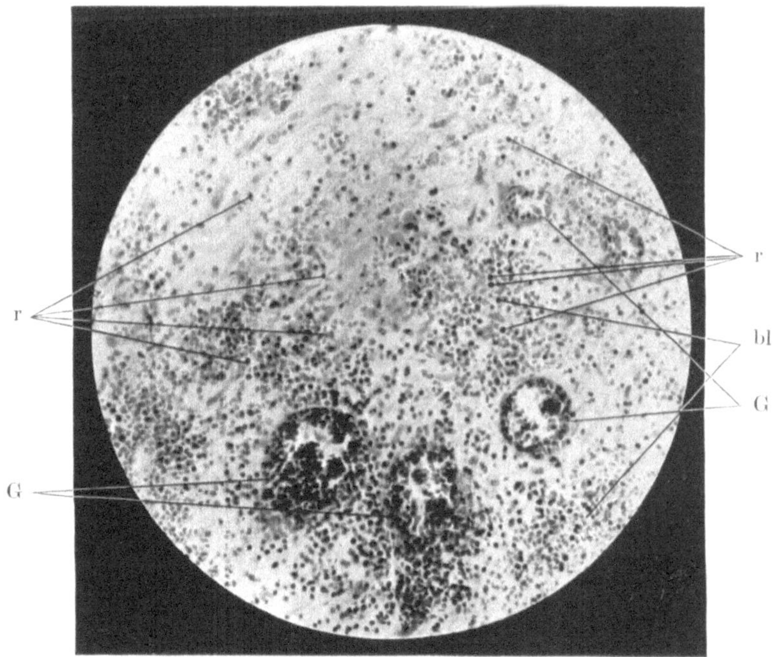

Blutgefäßvermehrung, entzündliche Zellhöschen, Blutungen, in das Gewebe weiter-
gewanderte Rundzellen.
Färbung: Hämatoxylin-Eosin. Vergr.: 125×lin.

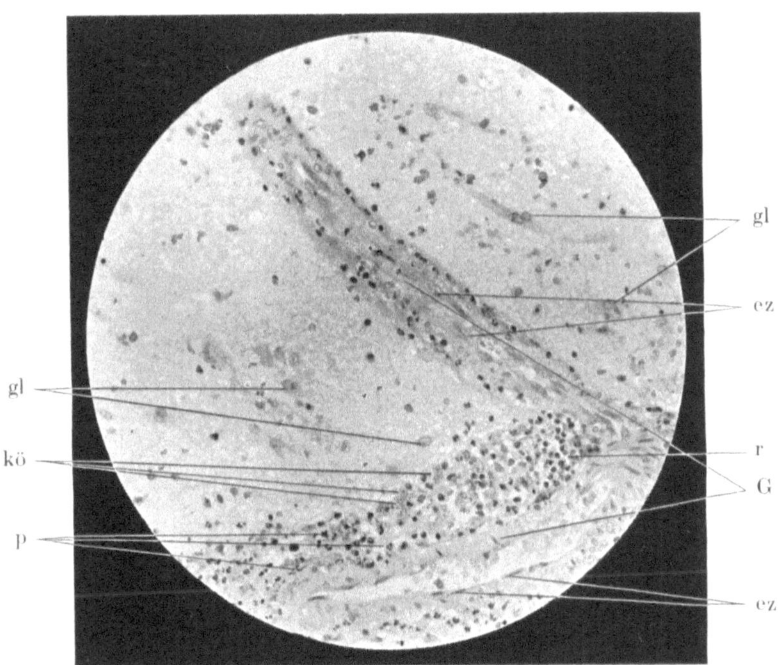

Gefäßsprossung mit sukkulenten Endothelzellen; erweiterte und entzündlich infiltrierte
Lymphräume.
Färbung: Hämatoxylin-Eosin.   Vergr.: 125 × lin.

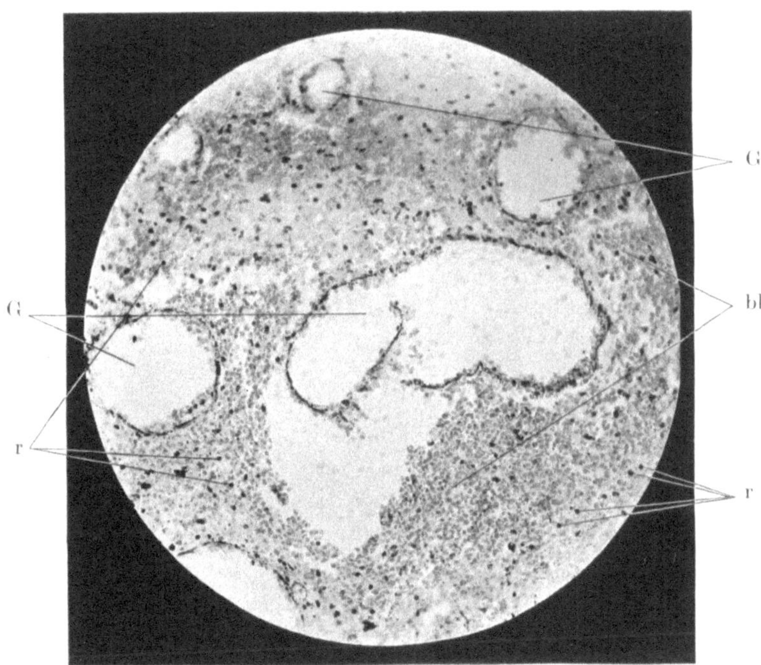

Massenhafte Gefäßneubildung; Gefäßruptur, Blutungen.
Färbung: Hämatoxylin-Eosin.   Vergr.: 125 × lin.

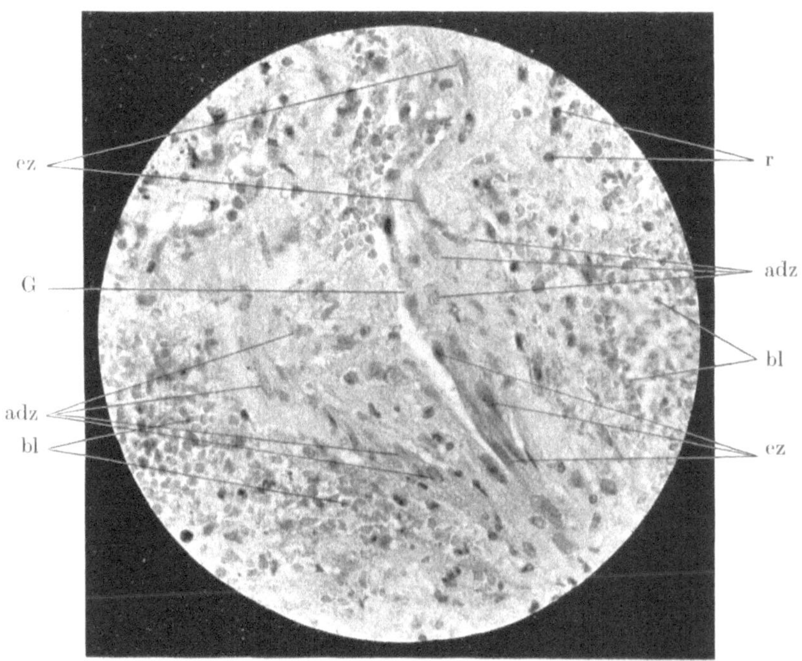

Gefäßwandverdickung; Wucherung der Endothel- und Adventitiazellen.
Färbung: Hämatoxylin-Eosin.   Vergr.: 250 × lin.

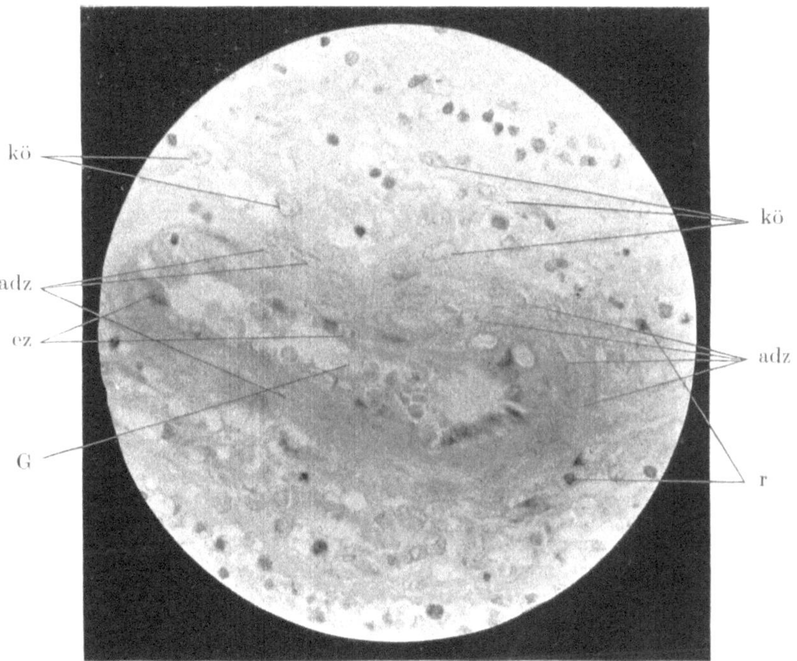

Gefäßwandverdickung; Wucherung der Adventitiazellen.   Gekörnte Abräumzellen.
Färbung: Hämatoxylin-Eosin.   Vergr.: 250 × lin.

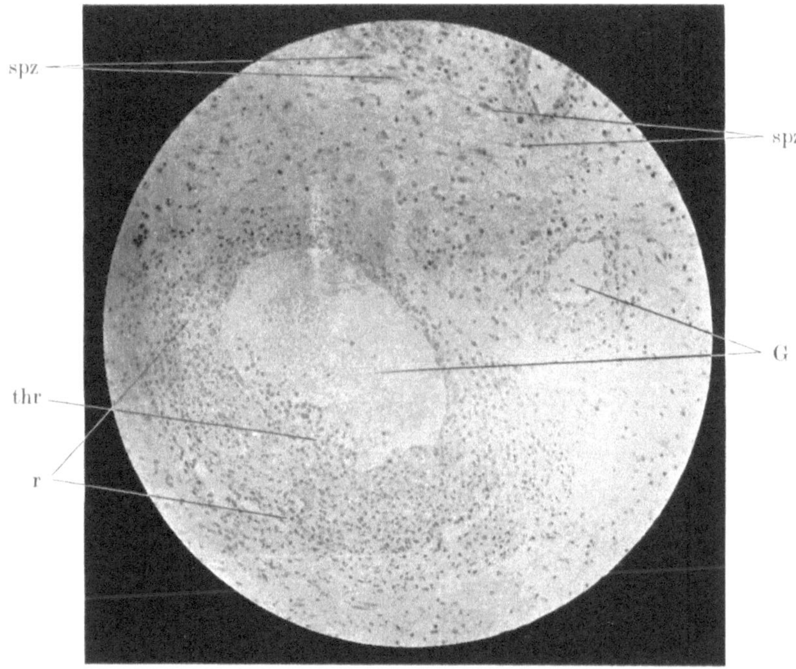

Gefäßvermehrung; entzündliches Rundzelleninfiltrat. Wandständiger zelliger Thrombus.
Färbung: Hämatoxylin-Eosin. Vergr.: 125×lin.

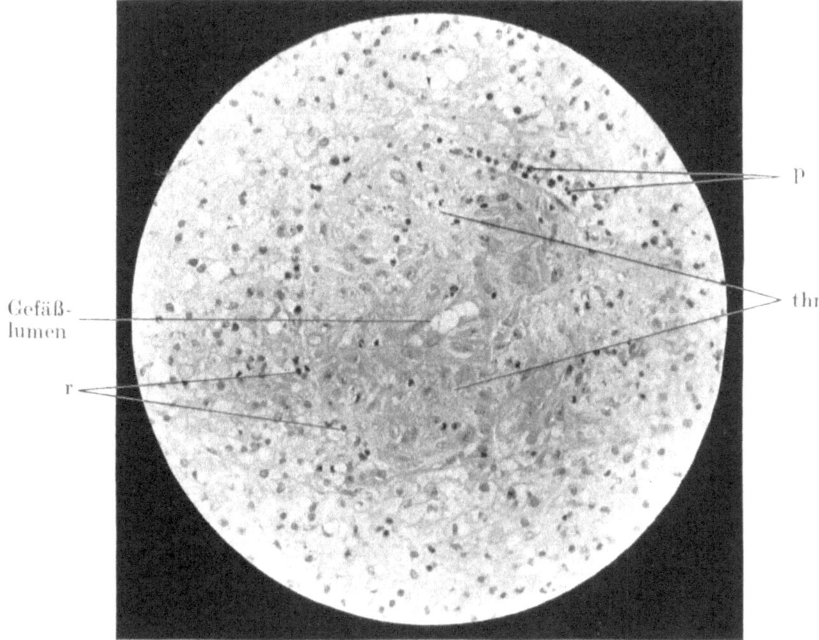

Fast vollkommen thrombosiertes Gefäß, Thrombus in Organisation begriffen. Reste
entzündlicher Leukozytenauswanderung.
Färbung: Hämatoxylin-Eosin. Vergr.: 125×lin.

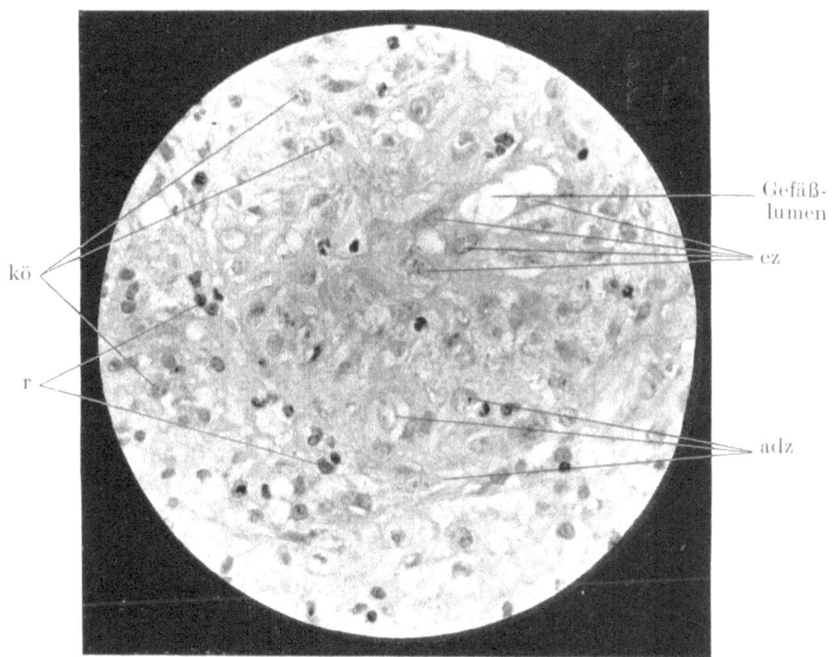

Fast vollkommen thrombosiertes Gefäß. (Vorige Abbildung vergrößert). Gewucherte
Endothel- und Adventitiazellen.
Färbung: Hämatoxylin-Eosin.   Vergr.: 250×lin.

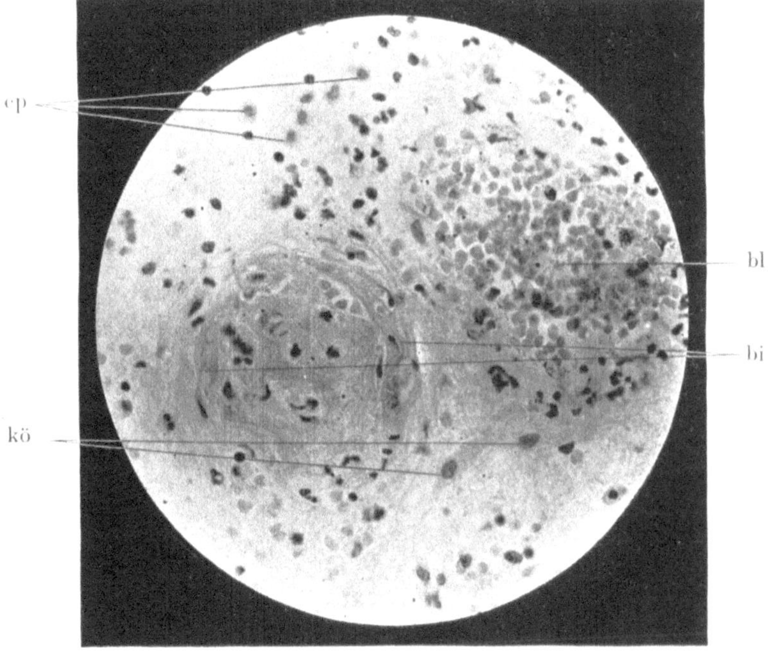

Vollkommene, z. T. organisierte Thrombose.
Färbung: Hämatoxylin-Eosin.   Vergr.: 250×lin.

Schrottenbach, Studien über den Hirnprolaps.   Verlag von Julius Springer in Berlin.

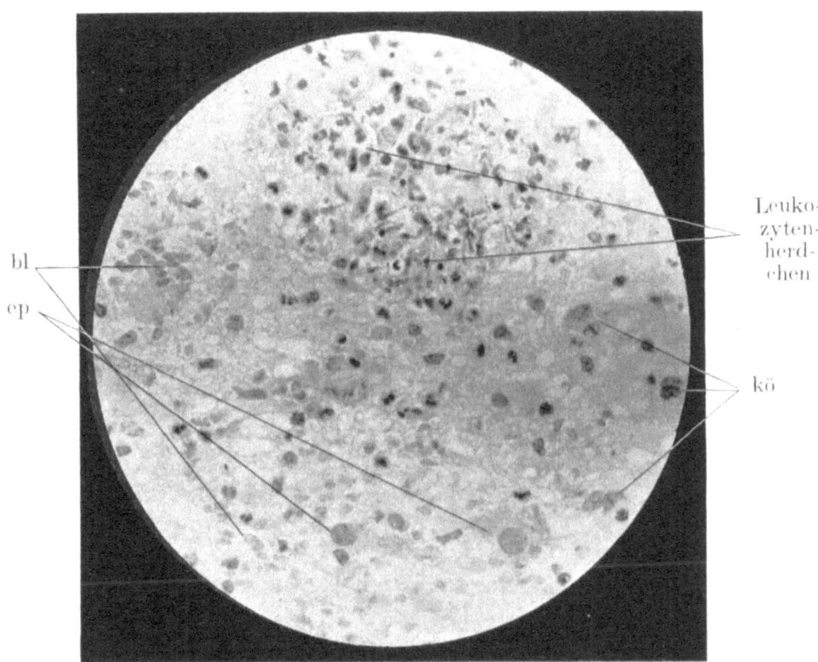

Leukozytenherdchen im Gewebe ohne sichtbare Verbindung mit Blutgefäßen
Färbung: Hämatoxylin-Eosin.　Vergr.: 250×lin.

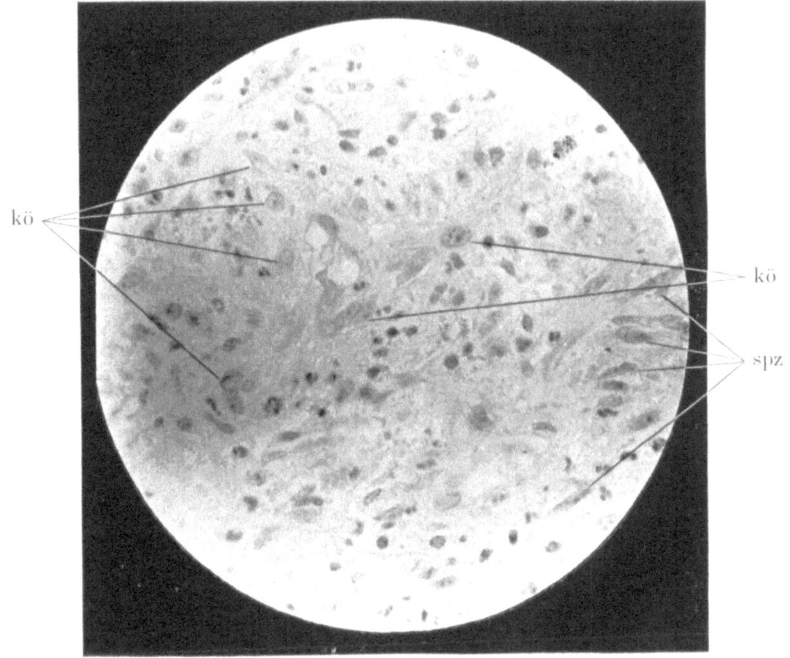

Gekörnte Abräumzellen, Spindelzellen.
Färbung: Hämatoxylin-Eosin.　Vergr.: 250×lin.

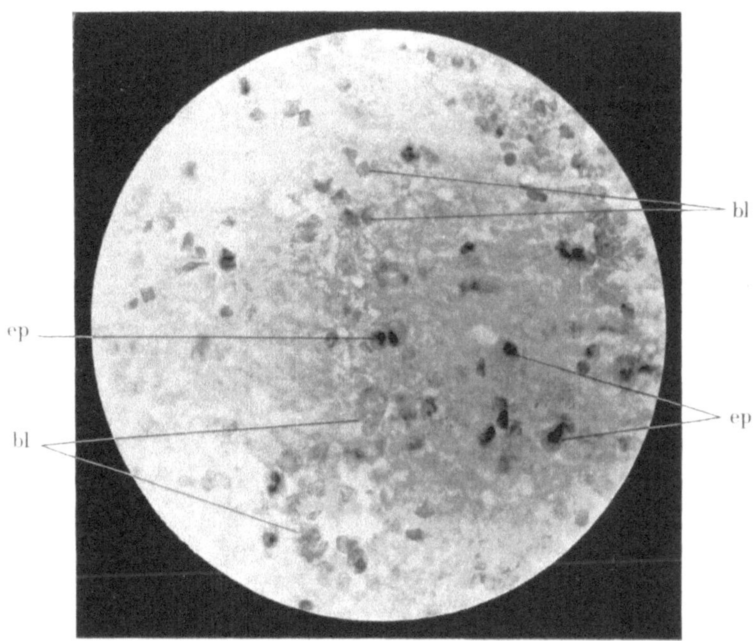

Epitheloide Abräumzellen, amitotische Teilung solcher Zellen.
Färbung: Hämatoxylin-Eosin.   Vergr.: 250×lin.

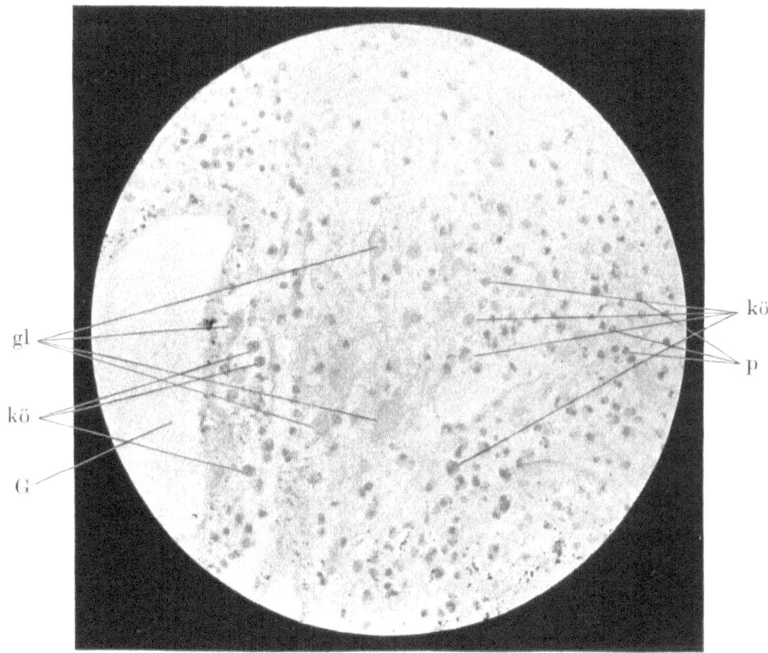

Geschwellte Gliazellen, z. T. amöboide Formen solcher Zellen.
Färbung: Hämatoxylin-Eosin.   Vergr.: 125×lin.

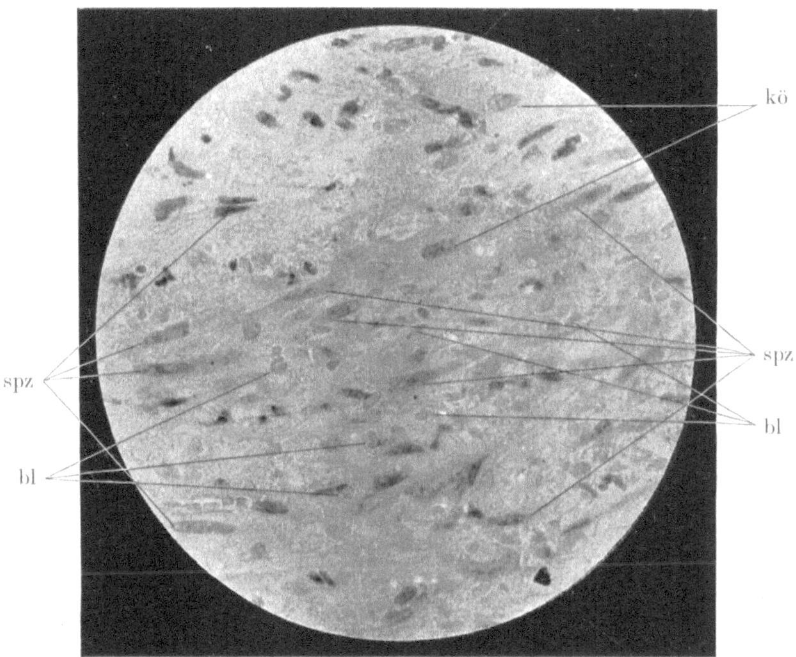

Beginnende Bindegewebsneubildung: Spindelzellenzüge in älterer Blutung.
Färbung: Hämatoxylin-Eosin.   Vergr.: 250×lin.

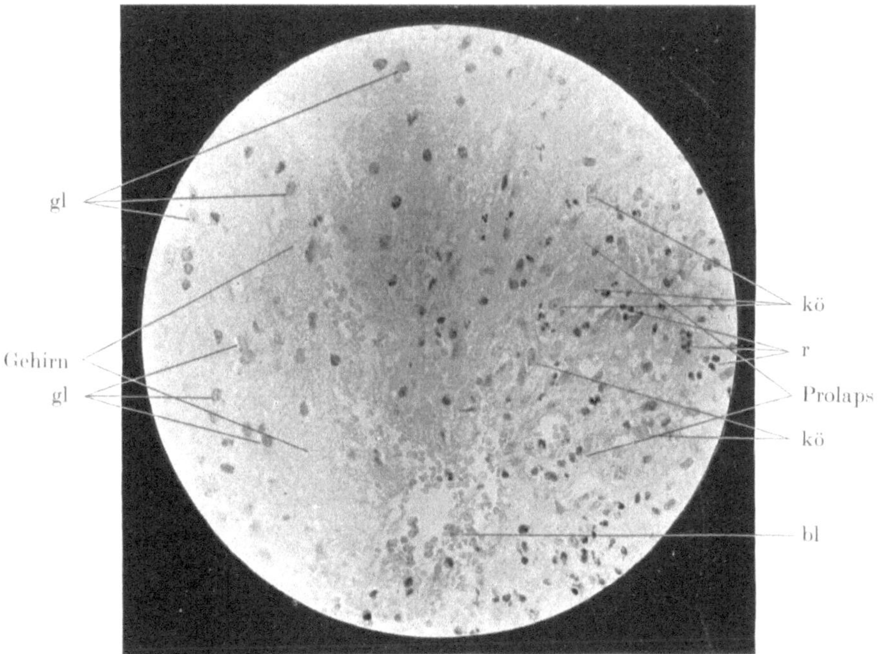

Grenze zwischen Gehirn und Prolaps nach aseptischer Hirnoperation.
Färbung: Hämatoxylin-Eosin.   Vergr.: 125×lin.

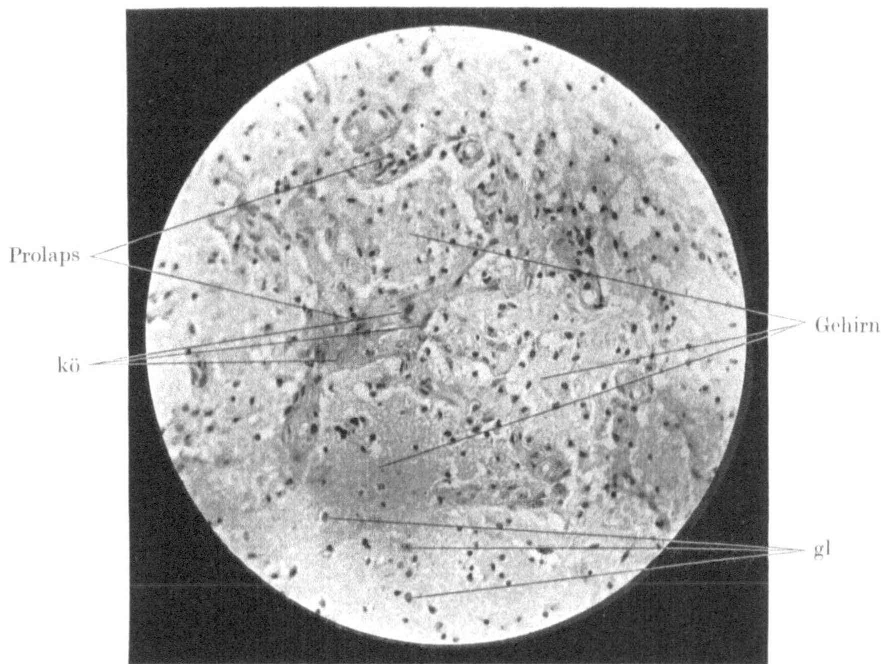

Prolapsinseln in veränderter Hirnsubstanz aus dem Prolaps nach aseptischer Hirnoperation.
Färbung: Hämatoxylin-Eosin.   Vergr.: 125×lin.

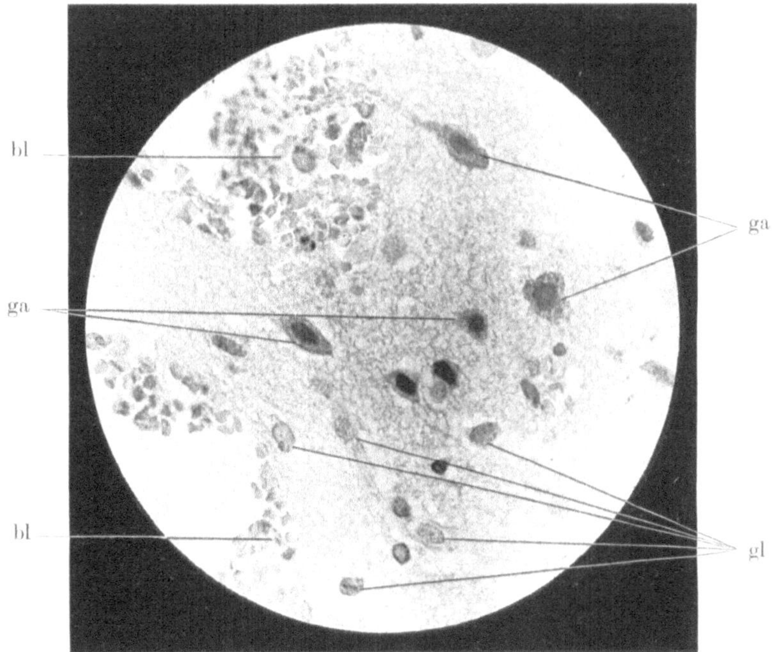

Degenerierende Ganglien- und Gliazellen am Rande des Prolapses nach aseptischer
Hirnoperation.
Färbung: Hämatoxylin-Eosin.   Vergr.: 250×lin.

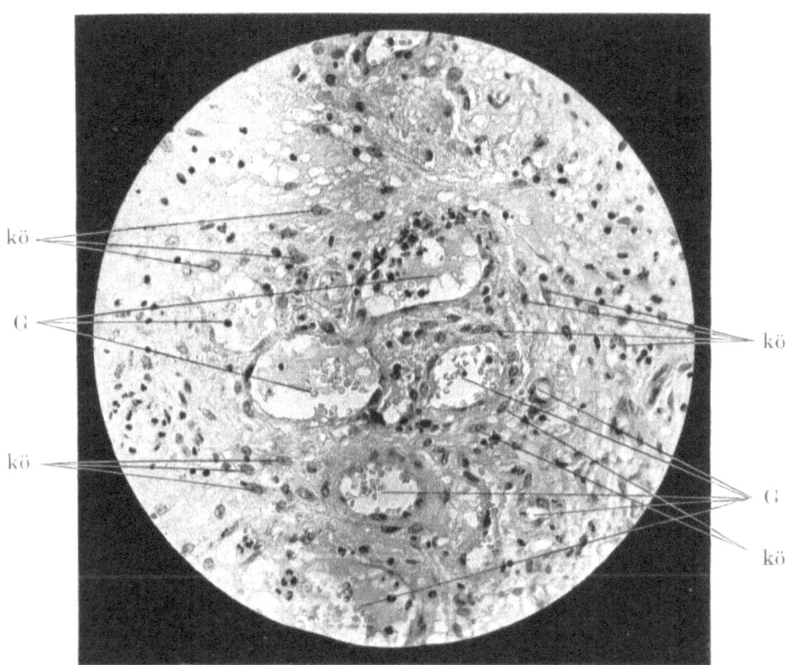

Vermehrte Blutgefäße, massenhaft gekörnte Abräumzellen aus dem Prolaps nach
aseptischer Hirnoperation.
Färbung: Hämatoxylin-Eosin.   Vergr.: 125×lin.

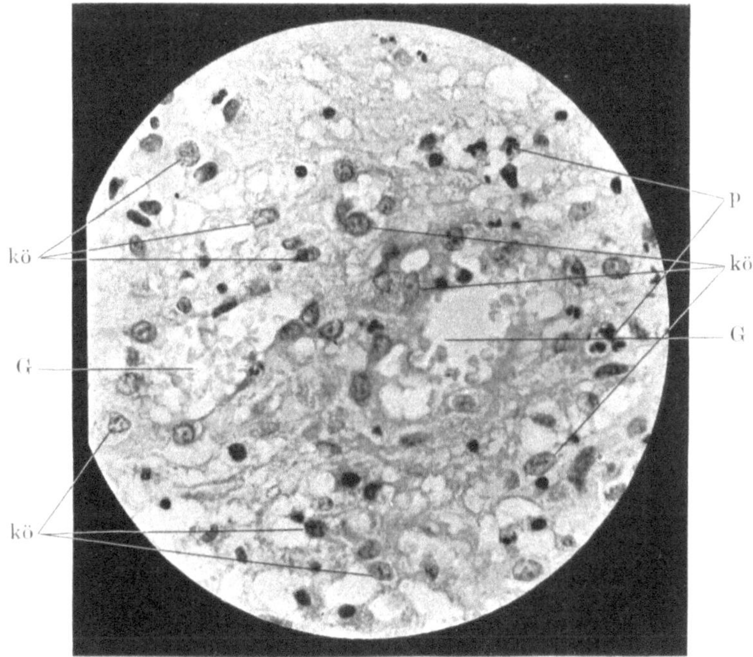

Blutgefäße, gekörnte Abräumzellen, einzelne polynukleäre Leukozyten aus dem Prolaps
nach aseptischer Hirnoperation.
Färbung: Hämatoxylin-Eosin.   Vergr.: 250×lin.

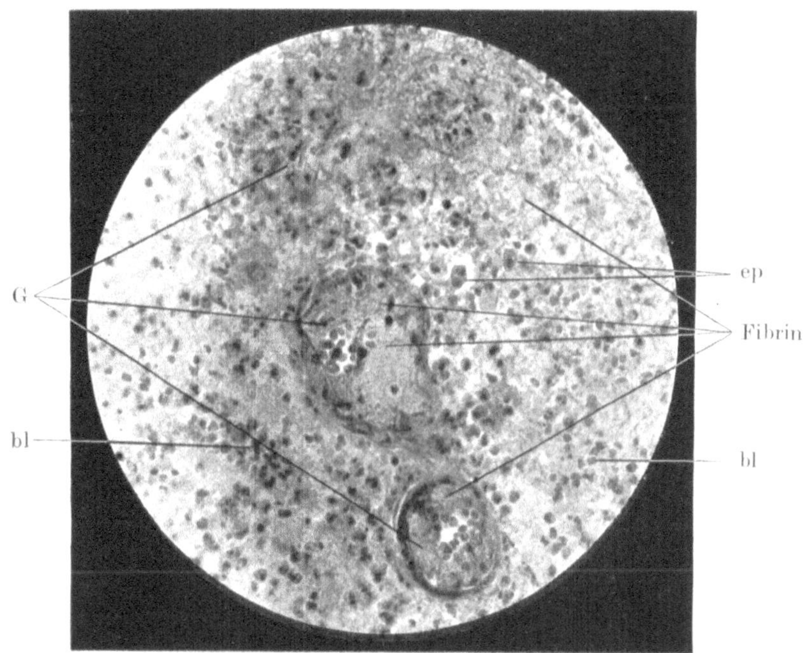

Fibrinöse Thromben in Gefäßen; oben ein organisierter Thrombus. Fibringerinnsel im
Gewebe außerhalb der Gefäße.
Färbung: Hämatoxylin-van Gieson. Vergr.: 125×lin.

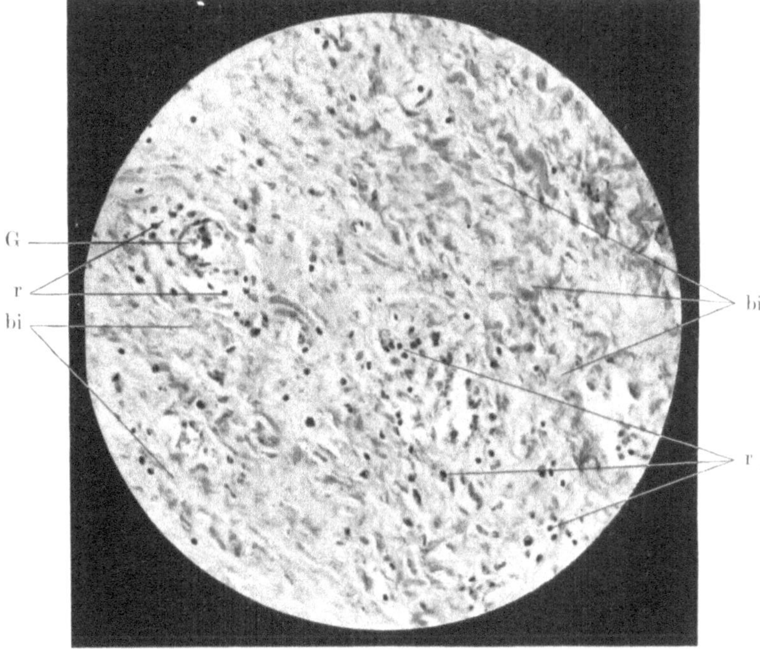

Fortgeschrittene bindegewebige Veränderung eines Hirnprolapses. Reste entzündlicher
Zellauswanderung.
Färbung: Hämatoxylin-van Gieson. Vergr.: 125×lin.

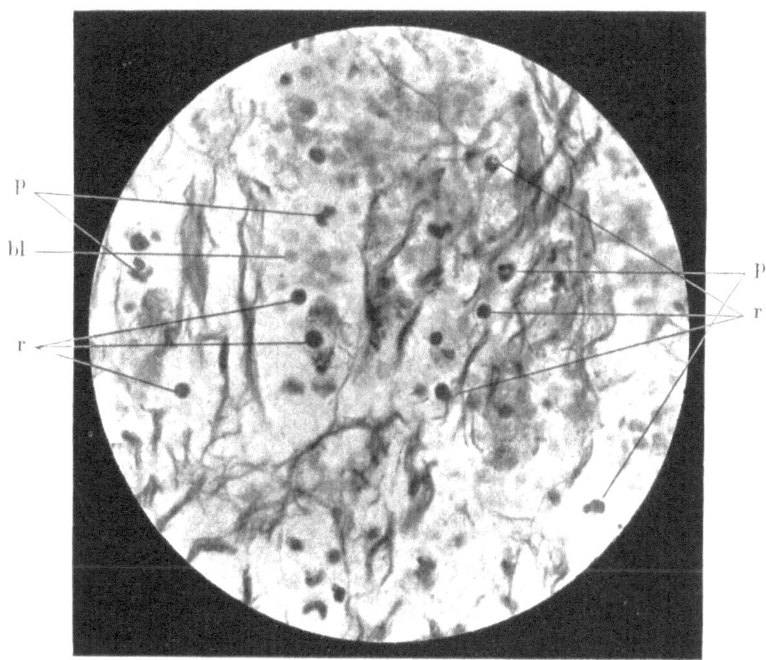

In Zerfall begriffene, aufgesplitterte Markfasern in einem Erstprolaps.
Färbung: Bielschowsky.   Vergr.: 250×lin.

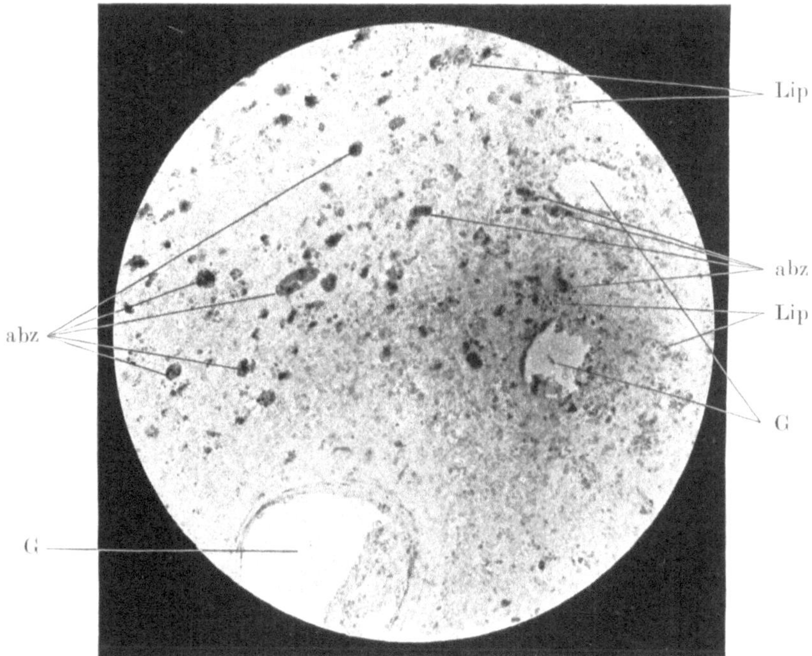

Lipoidtragende Abräumzellen, junge Formen aus einem Erstprolaps: Lipoidtröpfchen im Gewebe.
Färbung: Fettponceau-Hämatoxylin.   Vergr.: 125×lin.

Schrottenbach, Studien über den Hirnprolaps.   Verlag von Julius Springer in Berlin.

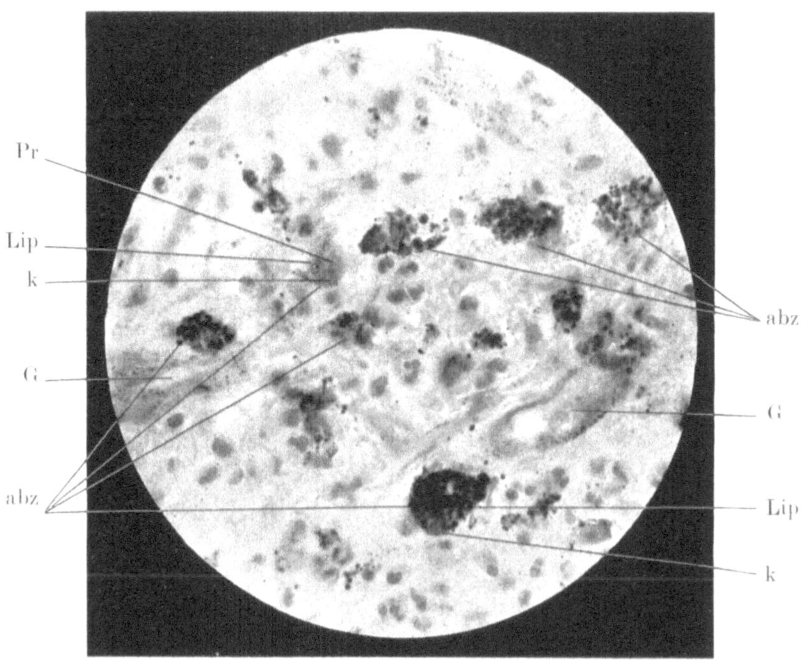

Lipoidtragende Abräumzellen; ältere Formen mit größeren Fetttropfen, jüngere fein mit
Fett bestäubt. Unten alte Abräumzelle mit wandständigem Kern.
Färbung: Fettponceau-Hämatoxylin. Vergr.: 250 × lin.

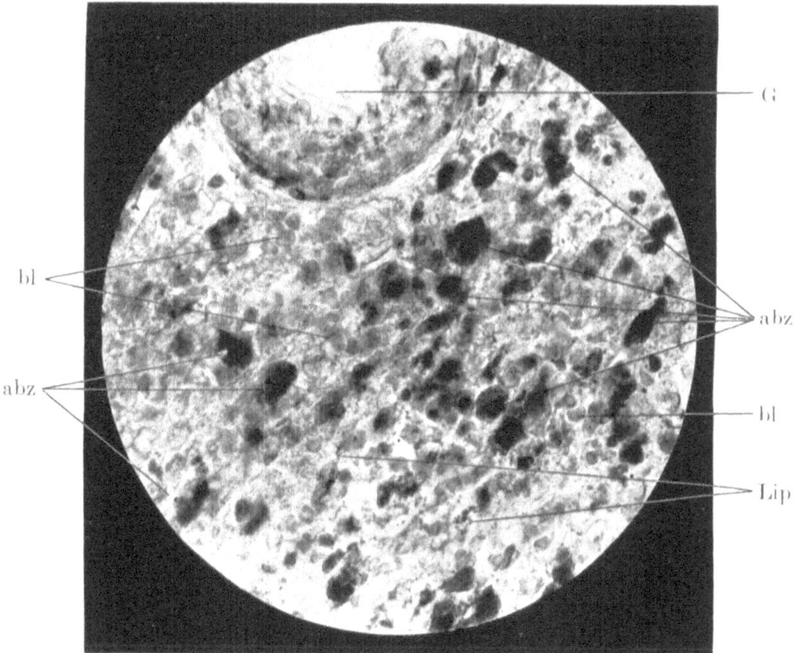

Häufung von lipoidtragenden Abräumzellen; alte Formen mit kompaktem Lipoidgehalt.
Spärlich freie Lipoidtröpfchen.
Färbung: Fettponceau-Hämatoxylin. Vergr.: 250 × lin.

Schrottenbach, Studien über den Hirnprolaps.   Verlag von Julius Springer in Berlin.

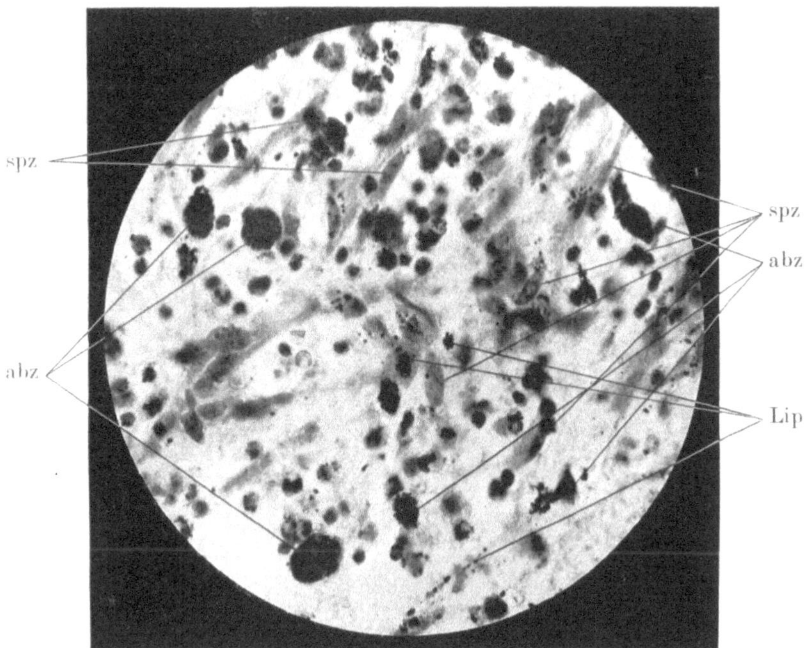

Ältere Formen lipoidhältiger Abräumzellen, zahlreiche Spindelzellen, z. T. lipoidhältig.
Färbung: Fettponceau-Hämatoxylin. Vergr. 250×lin.

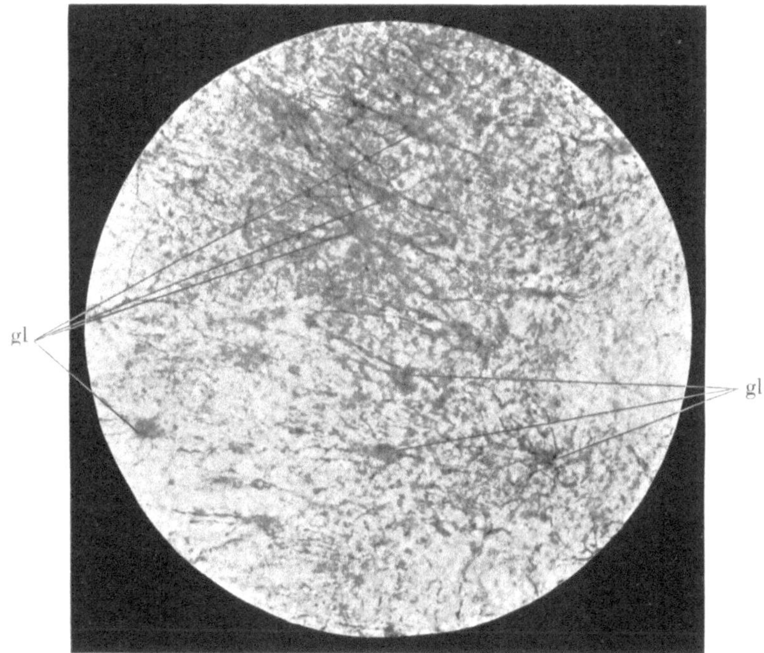

Riesenastrozyten mit langen Fortsätzen und Weigertfasern.
Färbung: Cajal. Vergr.: 125×lin.

Schrottenbach, Studien über den Hirnprolaps.   Verlag von Julius Springer in Berlin.

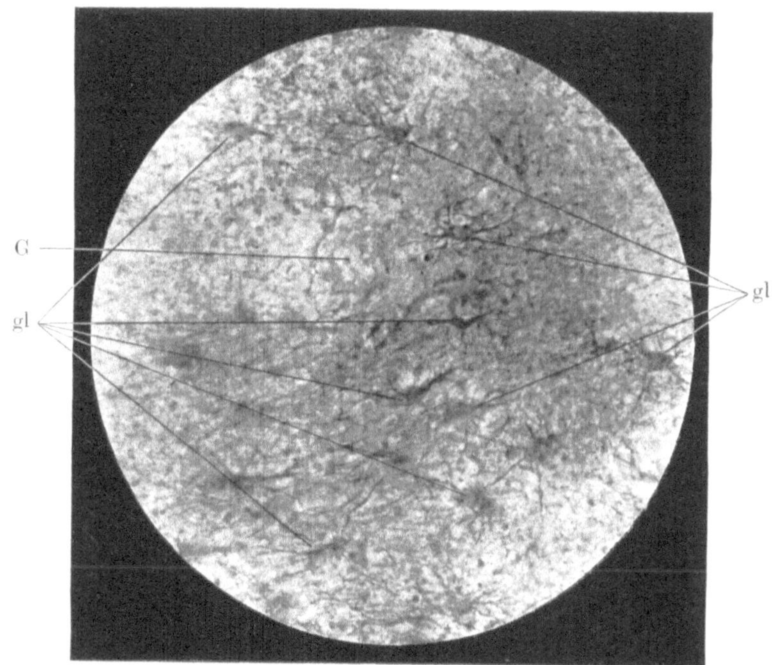

Spinnenzellen, z. T. mit derberen Fortsätzen.
Färbung: Cajal.   Vergr.: 125×lin.

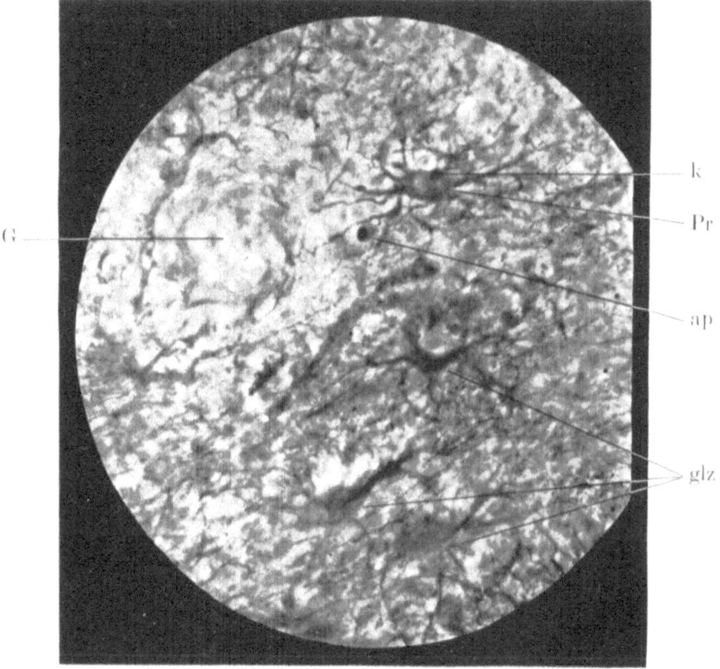

Spinnenzellen in beginnender Degeneration: kurze derbe Fortsätze, Verdickung eines Fort-
satzes, Verlust der ursprünglichen schöngegliederten Zellform.
Färbung: Cajal.   Vergr.: 250×lin.

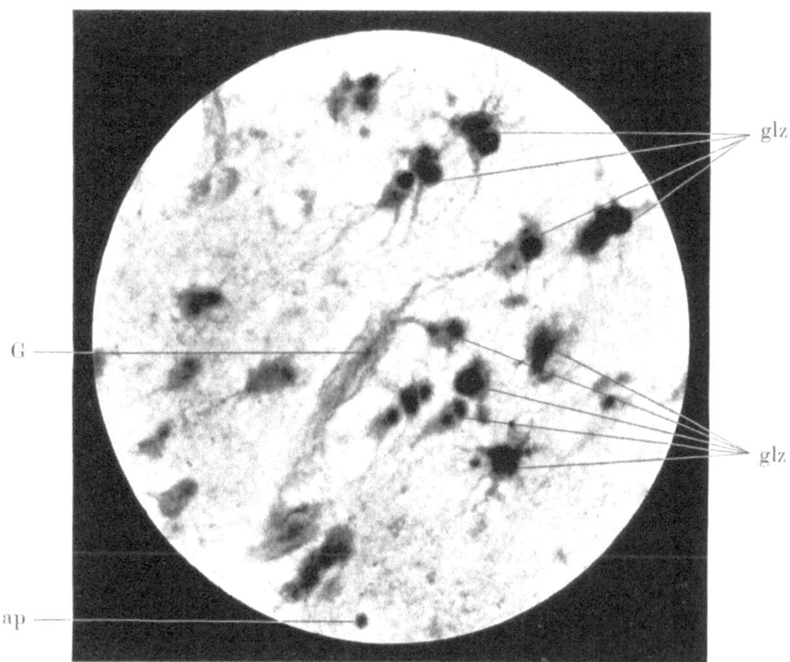

Kleine Spinnenzellen; z. T. Verlust der Fortsätze.
Färbung: Cajal.   Vergr.: 250×lin.

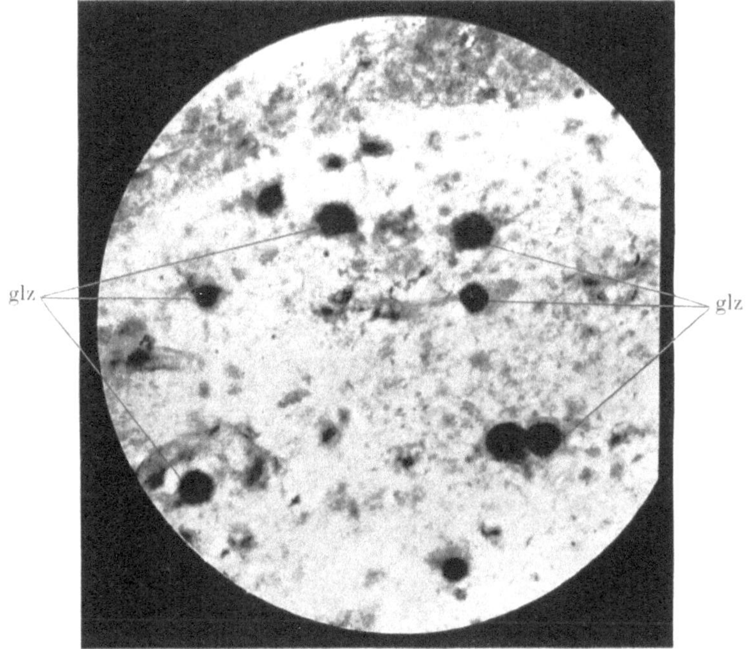

Kugelige Gliazellen ohne Fortsätze (Degenerationsformen).
Färbung: Cajal.   Vergr.: 250×lin.

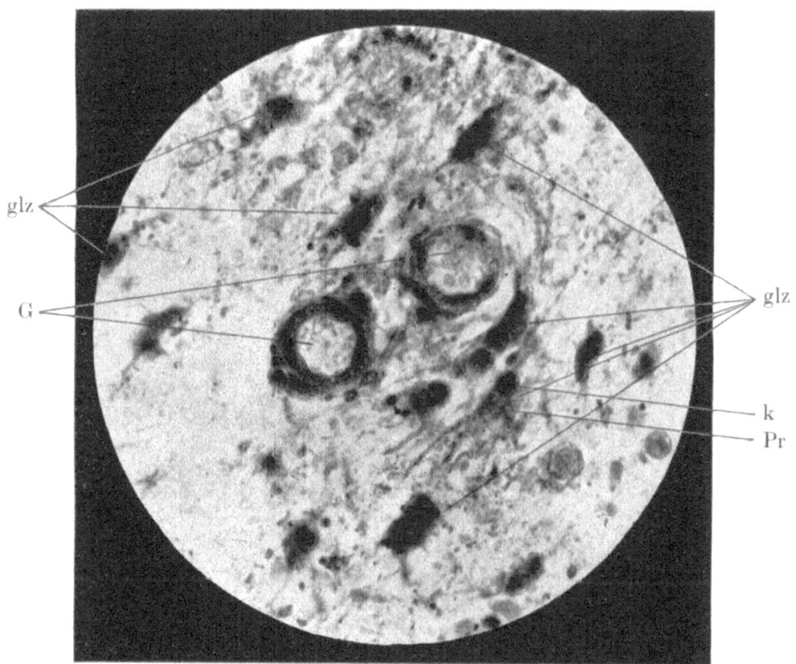

Degenerierte walzenförmige Gliazellen, um zwei Blutgefäße mit verdickter Membrana
gliae perivascularis dicht gelagert.
Färbung: Cajal. Vergr.: 250 × lin.

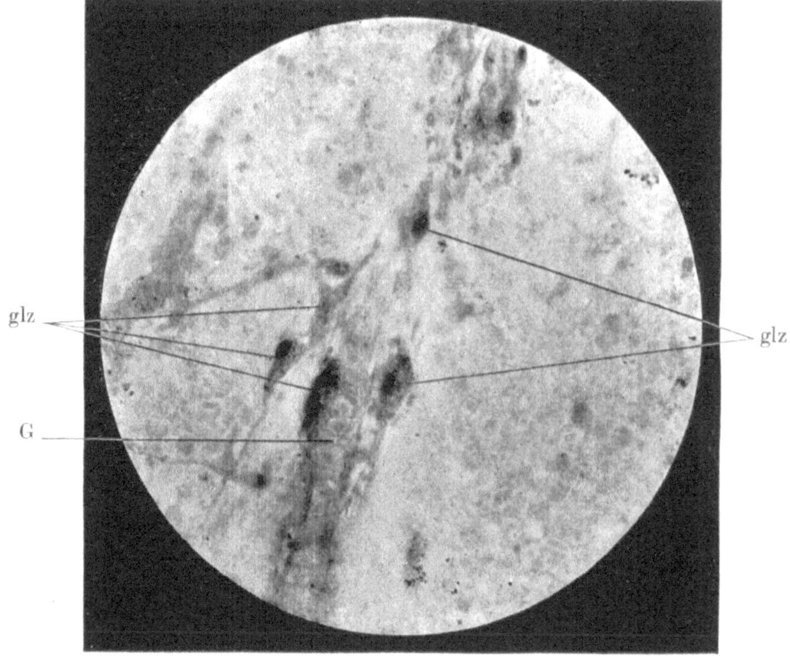

Dicht an ein Blutgefäß gelagerte degenerierte Gliazellen. In der weiteren Umgebung
des Gefäßes keine Gliaelemente mehr nachweisbar.
Färbung: Cajal. Vergr.: 250×lin.

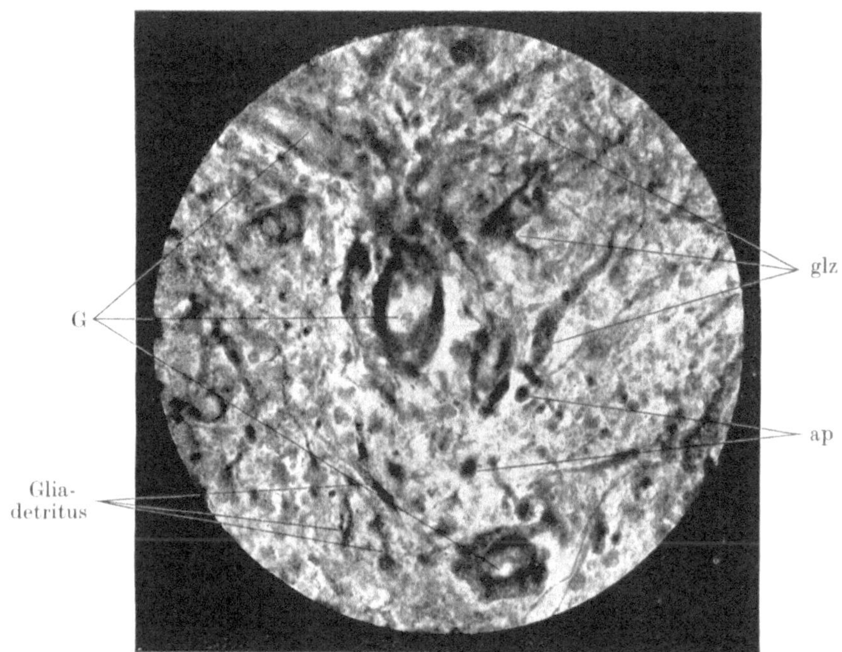

Hochgradig degenerierte Gliazellen mit derben Fortsätzen.   Gliazerfall.
Färbung: Cajal.   Vergr.: 125×lin.

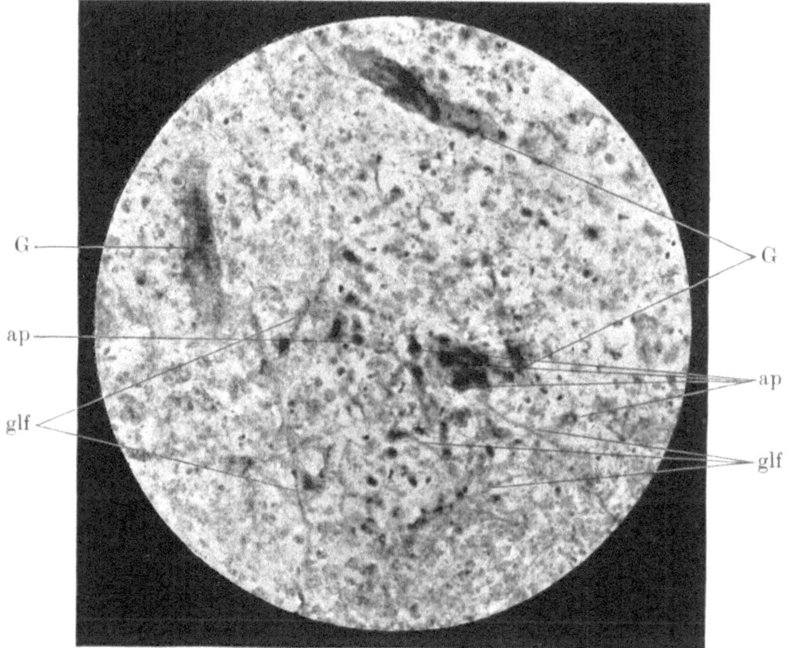

Gliazerfall; die schwärzlichen Krümel sind Gliadetritus.
Färbung: Cajal.   Vergr.: 125×lin.

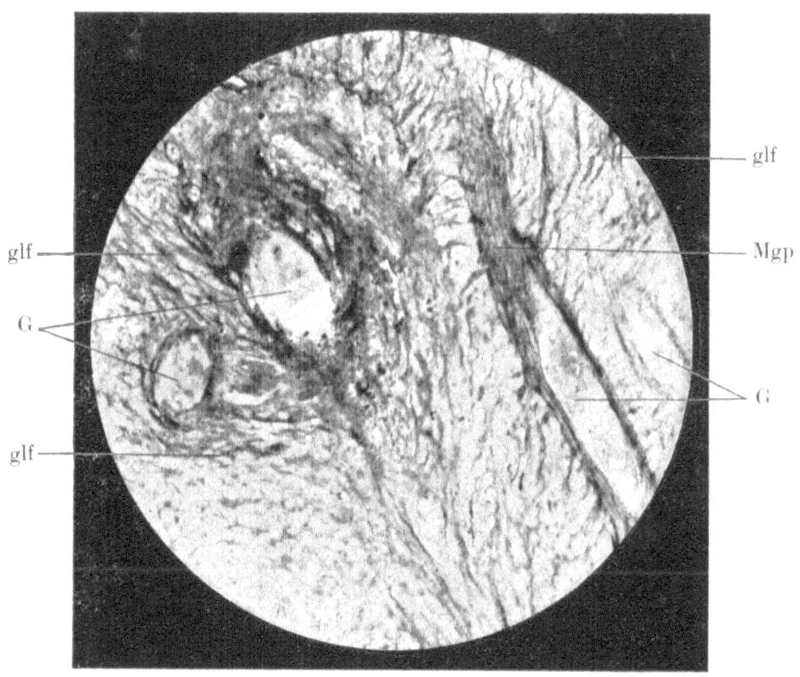

Gewucherte Gliafasern, Gefäßansatz derselben. Verdickte gliöse Gefäßgrenzhaut. Keine Gliazellen mehr vorhanden.
Färbung: Cajal. Vergr.: 125×lin.

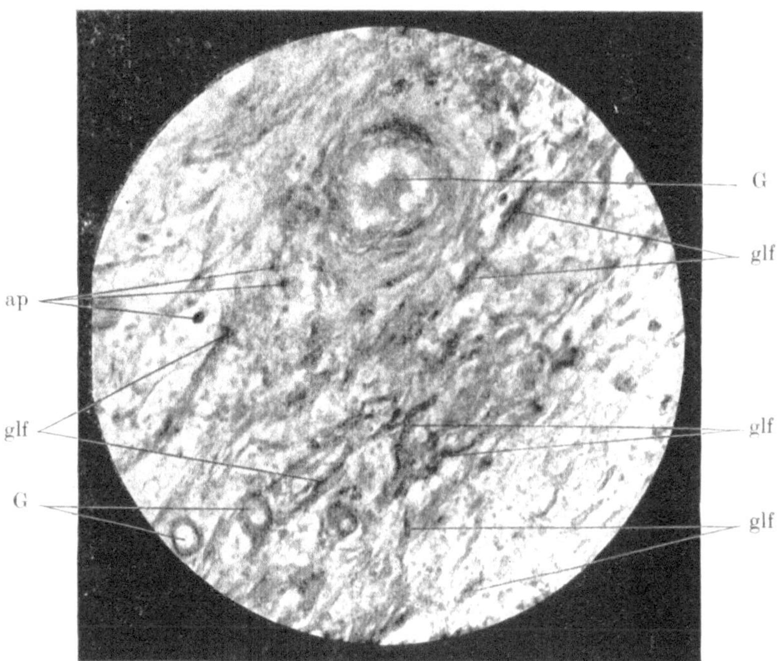

Verdickte vermehrte Gliafasern. Vereinzelte apolare Gliazellen.
Färbung: Cajal. Vergr.: 125×lin.